何裕民精准饮食抗癌智慧

畅销书《癌症只是慢性病》
《生了癌，怎么吃》
著者最新力作

U0112628

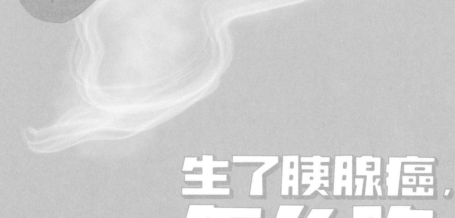

生了胰腺癌，
怎么吃

主　审：何裕民　主　编：孙丽红

副主编：朱秋媛

编　委：蹇妮彤　洪丽

C²S | K 湖南科学技术出版社

胰腺癌康复：从管好嘴，释放压力开始

笔者欣喜地看到了新书稿——《生了胰腺癌，怎么吃》。认认真真翻阅后，十分欣慰，忍不住想说几句。

孙丽红教授是我多年前曾指导过的博士。她带职攻博，原本是医科大学医疗系毕业，当时已在大学从事与饮食健康相关的教学工作，却醉心于肿瘤与饮食关系的深入研究，所做的博士课题是城市常见癌种与吃的关系。博士期间她开创性地进行了实证研究，得出了令学界及临床医师瞩目的结论。博士毕业后便一直在上海中医药大学从事营养学教学研究，同时在全国各地奔走，研究、讲学及科普，希望通过饮食调控来帮助芸芸众生防范肿瘤，远离癌症，走向康复。因为她从事这项工作（21 世纪之初）时，关注者寥寥无几，且实证性研究相当于补了国内相关研究的空白，故多年来是这一领域的佼佼者及影响广泛的领导者，特别是她还致力于现代媒体（包括各地电视台等）的科普宣传，让普罗大众知晓相关知识的同时，也使她成为该领域的"网红"。

胰腺癌，是一个欲说还休的话题，尤其是本书所讨论的防范转移复发之类！

根据本人近 40 年的胰腺癌临床诊疗经验，进入 21 世纪，胰腺癌发病率有着明显的上升。以上海为例，20世纪80年代，胰腺癌属少见癌种，一年内的发病数最多百例而已；世纪之交，发病率接近6/100000，每年上海新患者为300～400例；但现在已经飙升到15/100000（2018年），现在仅是上海，每年胰腺癌新患者就达2000余例。可不惊叹乎！

40年间，笔者诊治过4000多例胰腺癌患者，有些人走出来了，也有些人"走"了。我的多位学生（不包括本书作者）曾总结过相应的疗效论文，表明中西医结合治疗胰腺癌效果非常不错，远远超出了任何一种单一疗法。他们的这篇论文发表在国内中医界的顶级杂志上［中医为主治疗胰腺癌的疗效评价，中华中医药杂志，2017，32（3）：1313-1316］，涉及数百例胰腺癌的疗效分析。根据治疗方法的不同，分成6组，记得其中最典型的一组是没手术指征/或不愿意/或无法接受手术者，纯粹运用中医药加饮食、心理、行为等综合且保守治疗（即没有化疗/放疗）者，计100余例，在统计分析时，有66%还活着，其疗效与第一时间手术加化疗及中医药组并列第一。可见，包括饮食疗法在内的胰腺癌治疗，效果的确不错。笔者认为，在胰腺癌等癌症的康复过程中，讲究饮食疗法，意义突出。这也彰显了本书的实用价值及指导意义。

在笔者经验中，暂且不谈腺癌、神经内分泌癌及透明细胞癌等的病理异同，仅就表观差异而言，胰腺癌大致可分成三大类型，且男女有别。总体上，男性患者稍多些，男性胰腺癌集中在两种类型上：一类是常酗酒，好吃肉，蔬菜水果吃得很少者，有的再加上抽烟，此类人群往往胰头病变多见；另一类就是认真负责，一直持续工作，压力特大者。早在2004年，我们就指出胰腺癌好盯上 CEO，近年来又发现高级官员也是易感人群，都是这两类的。当然，这两类有些可相互兼见：既饮食不当，又压力大者。至于女性中，胰腺癌发病率也不低，且有着某些特殊性，往往是胰尾/胰体癌多见，常因胆胰综合征发展而来，其原本可能是胆管/胆囊/胆道有慢性炎症，而此慢性炎症常是持续之纠结、烦恼、爱管事、急躁等不太健康之个性所促使的（持续的慢性心理应激导致胆管内化学成分的改变），此炎性病变可逆流至胰体/胰尾，反复刺激，最终诱发癌变。总之，从表观差异看，胰腺癌的发病过程中，三重因素交替作用：压力、饮食、胆道炎症。因此，胰腺癌的有效防范，也要从三个环节着手，且男女有别。女性重在疏肝利胆，减少烦恼，改善睡眠；男性则重在调控饮食，优化膳食结构，戒烟戒酒，减轻并善于释放压力。对此，本书作者已阐述了其中部分内容，且比较透彻，可开卷有益。

应该说，胰腺癌的患者越来越多，且有少龄化趋势（笔者诊治的患者中最年轻的仅 16 岁，是宁波人），发病的深层次机制虽没完全清晰，但疗效却大有提升。笔者对此颇有话语权。如果能综合运用各种方法，包括饮食疗法等非医学措施，胰腺癌的康复效果是相当不错的。长期（5 年、10 年以上）活着的，有好几百例。至少，配合了合理的饮食疗法，胰腺癌的疗效可以大大提升。我们的体会是，除常规中西医治疗外，胰腺癌治疗有五大难题（对此，曾在《从"心"治癌》一书中详细论述过，可参阅之），而核心之一就是善于调控饮食，释放压力，且尽可能做到个性化。对于这些，本书核心之处都有所涉及，且夹议夹叙，阐述得不错。因此，可以乐观地预测，此书将会受到学界、患者及其家属等的欢迎及好评。

医学的进步，需要各个环节的细化与深化。但愿此书做出的有益探索，能够不断结出硕果，以更好地造福患者及相关者。

阅读完毕，有感而发，并欣然提笔，乐于为序！

上海中医药大学教授、博士生导师
中华医学会心身医学分会前任会长　何裕民
中国健诺思医学研究院创始人
2021 年 5 月 28 日

"生了胰腺癌，怎么吃?"，这是很多患者和家属都非常关心的问题，但由于缺乏科学的饮食指导，很多患者在饮食上往往很盲目，由此而引发的悲剧不在少数！因此，广大胰腺癌患者及其家属急需科学、权威和实用的抗癌饮食指导。

何裕民教授在 40 余年的肿瘤临床治疗中提出"医、药、知、心、食、体、社、环"八字方针，打组合拳治疗肿瘤，临床疗效颇佳，饮食疗法就是其中的重要一环，不可小觑。笔者在上海中医药大学攻读博士期间，有幸在导师何裕民教授的指导下，进行了数千例癌症与饮食关系的研究，得出了很多有意义的结论。近年来，笔者及导师在各地进行了 200 多场抗癌饮食讲座，场场爆满。并先后在全国多家电视台讲解肿瘤的饮食科学，收视率一直领先，在如此坚实的研究背景之下，应广大患者的积极要求，于 2012 年 6 月出版了《生了癌，怎么吃》一书。

此书自出版发行以来，广受好评，发行量屡创新高，并于 2016 年 1 月修订再版。此书被中国书刊发行业协会评为"2012—2013 年度全行业优秀畅销书"，被中国图书商报评为"2012 年度畅销书"，荣获出版商务周报评定的 2012 年风云图书"年度风云生活书提名奖"等。当时此书所受欢迎程度远远超过了笔者的想象和预估，也确立了此书在中国民众饮食防癌抗癌中的历史地位。

随着精准营养概念的普及，胰腺癌患者和家属渐渐不满足于笼统的抗癌饮食指导，而是希望笔者能够专门写一本针对胰腺癌的食疗书籍，指导他们进行科学、安全、高效的个体化营养干预。在出版社和广大读者的强烈要求和大力支持下，笔者也觉得有必要顺应肿瘤营养学的新进展和读者的新需求，做些细化和深入研究，故有了本书的出版。

本书专门针对胰腺癌患者，参考国内外最新的权威研究资料，主要着眼于胰腺癌患者如何合理地"吃"，由"一半是吃，一半是压力"出发，引出"以食为药"，推荐日常生活中各种最受欢迎的抗胰腺癌食品，提出远离胰腺癌的危险饮食习惯和饮食误区，详细介绍了胰腺癌不同阶段和治疗时期的精准营养疗法，最后结合临床案例点评，分享经验，点出问题，指明方向，可供广大胰腺癌患者及其家属阅读参考。

在临床中，有不少患者采纳对应的食疗方后，效果甚好，当面或发微信给笔者表示感谢；很多患者在受益的同时，也会与其他人分享自己的心得与体会，很大程度上对推广中医食疗药膳文化，起到了积极的作用。

时代在进步，饮食结构在改变，人的体质与疾病性质也与过去有所不同。因此，胰腺癌饮食抗癌领域同样需要"与时俱进"！旧的习俗、观念、吃法，真的需要好好改一改！希望本书能给广大胰腺癌患者在饮食方案的选择上提供力所能及的帮助！也希望广大患者能够更新观念，改变错误的认识，正确、合理地安排饮食，从而早日康复。

衷心感谢何裕民教授在本书编写过程中给予的大力支持和细心指导！同时对所有给予本书支持和帮助的朋友，致以诚挚的谢意！

孙丽红

2021 年 5 月

目 录

一 一半是吃，一半是压力 / 001

胰腺癌，近年杀出来的"程咬金" ……………………… 001

"癌王"快速飙升的背后因素 ……………………… 004

胰腺癌与吃，密切相关 ……………………… 005

胰腺癌发生、发展的"同花顺"理论 ……………………… 007

防控胰腺癌，合理饮食是关键 ……………………… 009

WHO 前总干事陈冯富珍的告诫 ……………………… 010

胰腺癌在 CEO 人群中易高发 ……………………… 011

二 "以食为药"：国内外共识 / 013

食疗不愈，然后命药 ……………………… 013

中国：当以"食医"为先 ……………………… 013

食疗可以辅助防治胰腺癌 ……………………… 014

国内外研究共识 ……………………… 015

西方：要让食物成为您的药物 ……………………… 015

胰腺癌患者的营养状况和营养支持 ……………………… 016

营养不良影响患者治疗和康复 ……………………… 016

营养不良的评定 ……………………… 017

营养支持对胰腺癌患者的积极意义 •••••••••• 018

营养素、植物化学与胰腺癌 •••••••••••••••••••• 019

B 族维生素对胰腺癌的影响 •••••••••••• 019

维生素 D 对胰腺癌的影响 •••••••••••••• 020

矿物质对胰腺癌的影响 ••••••••••••••••• 020

熊果酸对胰腺癌的影响 ••••••••••••••••• 021

姜黄素对胰腺癌的影响 ••••••••••••••••• 022

白藜芦醇对胰腺癌的影响 •••••••••••••• 022

原儿茶酸对胰腺癌的影响 •••••••••••••• 023

世界癌症研究基金会的权威结论 •••••••••• 023

食用红肉、加工肉可能会增加胰腺癌的风险 •••••••• 024

食用含饱和脂肪酸的食物可能会增加胰腺癌的风险 •••••• 025

饮用含酒精的饮料可能会增加胰腺癌的风险 •••••••• 026

食用含果糖的食品和饮料可能会增加胰腺癌的风险 •••••• 026

吸烟是胰腺癌的既定原因，约 25% 的胰腺癌病例与吸烟有关

•••••••••••••••••••••••••••••••••••• 027

三　**有抗胰腺癌功效的食物** / 028

谷类 •• 028

薏苡仁：补正气、利肠胃 ••••••••••••••••••••• 029

玉米：利胆、降血糖，缓解症状 ••••••••••••••• 030

藜麦：抗氧化、抗癌 ••••••••••••••••••••••••• 031

糙米：有利于提高胰岛素的敏感性 •••••••••••••• 032

蔬菜 •• 033

白萝卜：消化不良者更宜 •••••••••••••••••••••• 034

山药：增强免疫力 ········· 035

马铃薯：调中、健脾 ········· 036

十字花科蔬菜：经典的抗癌蔬菜 ········· 037

芹菜：降低胰腺癌发病风险 ········· 038

大蒜：胰腺癌的克星 ········· 040

洋葱：辅助抑制致癌物质合成 ········· 041

番茄：增进食欲 ········· 042

南瓜：降糖护胰腺 ········· 043

苦瓜：杀死癌细胞 ········· 044

豇豆：和五脏、增食欲 ········· 045

香菜：防治消化不良 ········· 046

水果 ········· 046

柑橘：预防胰腺癌 ········· 047

刺梨：SOD 功效彰显 ········· 048

葡萄：水果之神 ········· 048

红枣：调中益脾气 ········· 049

沙棘：维生素 C 之王 ········· 050

甘蔗：抑制癌细胞增殖 ········· 051

西瓜：放疗者最宜 ········· 052

大豆 ········· 053

豆制品 ········· 054

坚果类 ········· 055

栗子：干果之王 ········· 057

芡实：补而不峻 ········· 057

菌菇类 ········· 058

鱼类及海产品 ········· 060

其他 ･･･ 063

　绿茶：减少胰管内皮非典型增生 ･････････････ 063

　生姜：温中止呕，缓解消化道不适 ･･････････ 064

四　**导致胰腺癌的危险饮食习惯** / 066

肥胖者：胰腺癌的"忠实伙伴" ･･････････････ 066

高脂食物危害大 ････････････････････････････ 067

吸烟：胰腺癌的独立危险因素 ･･････････････ 068

"癌王"专盯"成功人士" ･･･････････････････ 070

酒肉：胰腺癌的危害因素 ･･････････････････ 070

烟熏肉鱼：即使美味，也要少吃 ･･･････････ 071

烧烤食物很危险 ････････････････････････････ 072

五　**胰腺癌患者的饮食宜忌** / 074

饮食宜忌 ･･････････････････････････････････ 074

因人制宜调饮食 ････････････････････････････ 078

　老年患者：胃以喜为补，别限制太多 ･･･････ 078

　女性患者：甜食要控制 ･･････････････････････ 079

　男性患者：远离烟酒，少吃红肉 ･･････････････ 081

　消瘦患者：不宜峻补 ････････････････････････ 082

　胰腺癌伴有糖尿病患者：降糖有助于胰腺癌治疗 ･･････ 083

　个性化饮食方案：辨证、辨体施食 ･･････････ 085

依时令、地域调饮食 ････････････････････････ 089

　因时制宜 ･･････････････････････････････････ 089

　　春季：调脾胃、助消化 ･･････････････････ 090

夏季：祛湿、健脾胃 ·· 090

秋季：防秋燥、调饮食 ·· 091

冬季：富瘤，宜清补 ·· 093

因地制宜 ·· 094

西北、东北：天寒多燥，饮食宜多温润 ·········· 095

东南、西南：多湿热，饮食宜多清凉祛湿 ········ 095

注意饮食禁忌和误区 ·· 096

乱补害死人 ·· 096

别吃得太好，别吃得太饱 ······························ 098

甲鱼断送了性命 ·· 099

大闸蟹似毒蝎 ·· 101

寒食诱发胰腺癌出现肠梗阻 ···························· 102

远离"甜蜜的诱惑" ·· 103

胰腺癌患者切忌过食 ·· 104

消瘦，可以吃点蛋白粉补补吗 ······················ 105

炒菜可以放葱、姜、蒜等调料吗 ·················· 106

胰腺癌患者可以吃鸡肉和鸡蛋吗 ·················· 107

海鱼、海虾会"发"吗 ···································· 108

茶是解毒良药，喝茶是不是就可以继续抽烟 ···· 109

喝中药期间可以吃白萝卜吗 ···························· 110

冬虫夏草是灵丹妙药吗 ···································· 110

患者贫血可以吃阿胶吗 ···································· 111

六 胰腺癌不同时期的精准饮食方案 / 114

手术期 ··· 115

术前饮食要求 ·· 115

术后忌大补，饮食宜助伤口恢复 ············· 115

化学治疗期 ··· 116

适当控制饮食：可减毒增效 ···················· 116

"轻断食"：可能更好 ······························ 117

保护脾胃功能，粥补为佳 ······················· 118

多饮水 ··· 119

食疗推荐方 ··· 119

放射治疗期 ··· 121

津伤液亏，别"火上浇油" ···················· 121

多摄入富含维生素 C 的食物 ··················· 121

适当补充一些红景天制剂 ······················· 122

食疗推荐方 ··· 122

七 **胰腺癌对症治疗的精准饮食调理 / 124**

严重贫血 ··· 124

饮食原则 ··· 124

饮食禁忌 ··· 125

推荐食谱 ··· 125

白细胞低下 ·· 127

饮食原则 ··· 127

饮食禁忌 ··· 127

推荐食谱 ··· 127

血小板减少 ·· 129

饮食原则 ··· 129

饮食禁忌 …………………………………… 129

推荐食谱 …………………………………… 129

肝功能异常 …………………………………… 131

饮食原则 …………………………………… 131

饮食禁忌 …………………………………… 132

推荐食谱 …………………………………… 132

发热 …………………………………… 134

饮食原则 …………………………………… 134

饮食禁忌 …………………………………… 134

推荐食谱 …………………………………… 135

食欲缺乏 …………………………………… 136

饮食原则 …………………………………… 136

饮食禁忌 …………………………………… 137

推荐食谱 …………………………………… 137

恶心呕吐 …………………………………… 138

饮食原则 …………………………………… 138

饮食禁忌 …………………………………… 139

推荐食谱 …………………………………… 139

便秘 …………………………………… 140

饮食原则 …………………………………… 140

饮食禁忌 …………………………………… 141

推荐食谱 …………………………………… 141

腹胀 …………………………………… 143

饮食原则 …………………………………… 143

饮食禁忌 …………………………………… 143

推荐食谱 …………………………………… 143

腹水 ·· 144

　饮食原则 ······························· 144

　饮食禁忌 ······························· 145

　推荐食谱 ······························· 145

脱发 ·· 146

　饮食原则 ······························· 146

　饮食禁忌 ······························· 146

　推荐食谱 ······························· 147

乏力 ·· 148

　饮食原则 ······························· 148

　饮食禁忌 ······························· 148

　推荐食谱 ······························· 148

消瘦 ·· 149

　饮食原则 ······························· 149

　饮食禁忌 ······························· 150

　推荐食谱 ······························· 150

抑郁、焦虑 ································ 151

　饮食原则 ······························· 151

　饮食禁忌 ······························· 152

　推荐食谱 ······························· 152

失眠 ·· 153

　饮食原则 ······························· 153

　饮食禁忌 ······························· 153

　推荐食谱 ······························· 153

早期肿瘤未转移 ·· 155

药食两用的主食 ·································· 155

副食推荐方 ·· 157

胰腺癌肝转移导致的黄疸 ························ 158

药食两用的主食 ·································· 159

副食推荐方 ·· 160

胰腺癌导致肺转移 ································ 163

药食两用的主食 ·································· 163

副食推荐方 ·· 164

胰腺癌骨转移 ···································· 166

药食两用的主食 ·································· 166

副食推荐方 ·· 167

一半是吃，一半是压力

　　胰腺癌是一种恶性程度极高的消化系统肿瘤，上海中医药大学何裕民教授指出，胰腺癌的发生"一半是吃，一半是压力"，明确强调饮食不当对胰腺癌发生的影响。人们生活水平的不断提高，饮食结构向高蛋白、高脂肪、高胆固醇、低纤维素方向改变，无形中"推动"着胰腺癌发病率的不断攀高。世界卫生组织（WHO）前总干事就曾明确指出：在中国，如政府帮助国民很好地改善饮食，优化膳食结构，可以减少 40％的癌症发病率和死亡率。

　　可以说，防控胰腺癌，合理饮食是关键！

胰腺癌，近年来杀出的"程咬金"

　　胰腺是人体最重要的消化器官之一；古书又称其为"膏肓"。它深藏于上腹部腹膜后，位置较为难寻。胰腺由内、外分泌腺所组成，外分泌腺主要分泌胰液，参与糖、蛋白质与脂肪等的消化代谢；内分泌腺由胰岛组成，参与胰高血糖素、胰岛素、胰多肽等的分泌。

胰腺癌是一种恶性程度极高的消化系统肿瘤，由于早期无明显症状、疾病进展快及化疗有效率低的特点，患者往往预后极差，总体 5 年生存率只有约 8%。因此临床将胰腺癌称为"癌症之王"，呼应了"病入膏肓"一说。

胰腺癌在发达国家比较多见。据世界卫生组织统计显示，胰腺癌的发病率与当地经济水平呈明显正相关，经济越发达地区，胰腺癌发病率则越高。2017 年美国癌症协会发布的数据显示，美国胰腺癌新发病例数男性列第 11 位、女性列第 8 位，居恶性肿瘤死亡率第 4 位。在英国，胰腺癌导致的死亡在男性和女性中分别占癌症相关死亡人数的 5.6% 和 5.3%，均位于第 5 位。

根据 2020 年全球最新癌症负担数据显示：2020 年全球癌症死亡病例 996 万例，其中胰腺癌死亡 46.6 万例，占总死亡人数的 4.7%。预计到 2030 年，胰腺癌将成为全球癌症相关死亡的第二大原因（图 1）。

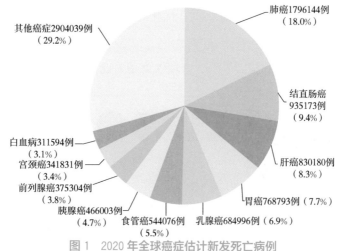

图 1　2020 年全球癌症估计新发死亡病例

数据来源：刘宗超，李哲轩，张阳，等. 2020 全球癌症统计报告解读 [J].
肿瘤综合治疗电子杂志，2021，7（02）：1-14.

20 年前，胰腺癌在中国属于一个比较少见的癌症，在各种肿瘤的排序中，胰腺癌一般要排到 10 位以后，尤其是农村，相对更少些。有调查资料显示：中国胰腺癌发病率原来仅占常见恶性肿瘤的 1％左右，但近 20 年来中国的胰腺癌患者增加了 4 倍多。城市中的男女胰腺癌患者数量分别以每年 1.87％和 2.1％的速度增加，而农村中的男女胰腺癌患者数量分别以 7.55％和 7.84％的速度增加。现在胰腺癌已成为我国肿瘤发病率近期升高最快的恶性肿瘤之一。

上海民生中医门诊部是 1994 年成立的中医药治疗肿瘤机构，每年接受不少患者求治。何裕民教授临床治疗胰腺癌 40 多年，2013—2021 年期间接受癌症患者求治近 4 万例，其中胰腺癌患者 2913 例，占总癌症患者人数的 7.2％左右（图 2）。

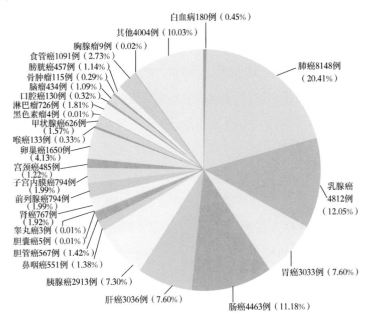

图 2　2013—2021 年上海民生中医门诊部癌症患者病例分布情况

像北京、上海等发达地区，胰腺癌发病率明显上升。中国国家癌症中心最新统计数据显示，胰腺癌位列中国城市男性恶性肿瘤发病率的第 8 位，居北京市和上海市人群恶性肿瘤死亡率的第 5 位。

不仅胰腺癌发病率急速增加，而且这种凶险的疾病正日益呈现年轻化的趋势。胰腺癌发病的高峰年龄段整整提前了近20 岁，由 10 年前的平均 60 岁提前至现在的 40 岁左右。

随着中国居民生活方式和饮食习惯的改变以及人口老龄化的加速，胰腺癌的发病率还将会急剧增长。

因此，胰腺癌已成为威胁人类生命健康的重大公共卫生问题，受到人们越来越多的关注。

"癌王"快速飙升的背后因素

胰腺癌具有发展速度快、病情凶险、死亡率高等特点。虽然目前现有的研究尚不能明确胰腺癌的发病原因，但较一致的研究认为，长期吸烟、体重指数（BMI）超标、伴发糖尿病或慢性胰腺炎、肠道微环境和基因突变等，都是胰腺癌发病的危险因素。

吸烟是众多恶性肿瘤的危险因素，胰腺癌亦不例外。全世界有超过 10 亿人在吸烟，这是胰腺癌发病最重要的因素之一。国际癌症研究机构已确认吸烟与胰腺癌有因果关系。有研究认为，吸烟者与非吸烟者相比，胰腺癌的发病风险至少增加100%，并且风险随着吸烟数量和吸烟持续时间的增加而增加。吸烟促发胰腺癌的可能机制是：①吸烟促使致癌物质反流入胰管；②烟草中的致癌物随血流入胰腺；③吸烟增加血脂水平，促发胰腺癌。有实验证实，保持足够的叶酸和吡哆醛浓度可减少与吸烟相关的胰腺癌的危险性，是烟草致癌的间接证据。

随着人们物质生活水平的提高，肥胖症患病率显著增加，尤其是发达地区更为明显。有研究显示，肥胖与包括胰腺癌在内的几种癌症风险增加有关。一些研究发现，发达地区胰腺癌发病率显著高于非发达地区，而发达地区的肥胖患病率显著增加，这可能是发达地区胰腺癌发病率上升的因素之一。

糖尿病与胰腺癌的发病关系也越来越受到研究者的关注。有研究者对 2006—2016 年来自美国南加州凯萨医疗机构的亚裔、非洲裔、西班牙裔和高加索人种胰腺癌患者共近 150 万人，开展了一项基于人群的队列研究，结果证实：在不同人种之间，糖尿病的发生均会增加其胰腺癌的发病率，并且快速进展的血糖升高是最重要的独立危险因素。有研究表明，糖尿病增加了胰腺癌的发病风险，患有 1 型或 2 型糖尿病患者的胰腺癌发病风险是正常人的 1.8～2 倍。

另有研究显示，肠道微环境参与胰腺癌的发生与发展过程，肠道菌群失调与胰腺癌有紧密的关系。研究发现，口腔问题，如牙周病、口腔癌等都可能引发胰腺癌，这类疾病会引起人体内菌群失调，进而成为胰腺癌的发病危险因素。

胰腺癌与吃，密切相关

近年来，随着人们生活水平的不断提高，一些国家（包括我国）人们的饮食结构向高蛋白、高脂肪、高胆固醇、低纤维素方向改变，无形中"推动"着胰腺癌的发病率不断攀升。

有流行病学调查指出，日常饮食中脂肪占比较高的富裕地区，胰腺癌发病率明显高于发展平缓地区。一些小鼠模型的研究中也指出，高脂饮食能促进肿瘤的发生和发展，导致肿瘤体积加速增加。

过食红肉及加工肉，也是致癌因素。据国外研究报道，膳食因素影响胰腺癌的发病风险，食用红肉（特别是在高温下烹饪）、加工肉类、油炸食品和其他含有亚硝胺的食物，可能会增加患胰腺癌的风险，这可能与肉类和油炸食品中的致癌物质，以及加工肉类中的 N-亚硝基化合物等有关。

乙醇摄入是否增加胰腺癌的发病风险，也得到一些肯定性的证据支持。例如，通过对比饮酒与非饮酒者的胰腺癌发病率发现，饮酒者胰腺癌发病率显著高于非饮酒者。相关研究认为，在高度饮酒的患者中，胰腺癌风险显著增加。在重度男性饮酒者中，这种风险增加尤为强烈。1966 年，有学者报道 83 例胰腺癌患者，中量或大量饮酒达 15 年者占 65%，对照者仅为 15%，从而提出饮酒为胰腺癌的危险因素。也有研究者认为，男性每天饮酒者患胰腺癌的危险性增加 2 倍。上海市一项对 493 例胰腺癌患者的调查表明，男性饮酒者胰腺癌的危险性上升。

关于饮酒引起胰腺癌发病的可能原因，有学者认为，长期或者大量的饮酒本身就是胰腺炎的高危因素，其会引起胰液分泌的异常，更易激活胰蛋白酶，形成慢性胰腺炎症，随着病情反复发作，有可能演变为胰腺癌。也有学者研究表明，少量饮酒不会增加胰腺癌的发病风险，而随着饮酒量的增加，患胰腺癌的风险增加。也有研究指出，如果每天摄入超过3杯以上含乙醇的饮料，会增加患胰腺癌的风险。而另一项对不吸烟胰腺癌患者的病例对照分析中显示，长期摄入啤酒者，胰腺癌发病危险性是对照组的3倍。

我们在临床中也看到很多胰腺癌患者，平时酒肉应酬多，加上工作压力大，胰腺作为重要的消化腺，反复受肉类食物和烟酒激活，刺激其增加分泌量，久而久之，胰腺容易受累。压力是心理因素，应酬是饮食因素。两者都相当于癌细胞生成和增长的加速器。最终，导致了胰腺癌的发生。

胰腺癌发生、发展的"同花顺"理论

中医学认为，胰腺癌的发生与肝、脾、胃关系较大。可因平素情志抑郁，肝气不舒，脏腑失于调和，气机阻滞，脉络不通，痰浊内生，气血痰浊积聚而成；或酒食不节，饥饱失宜，损伤中焦脾胃，致痰浊凝聚，气滞痰阻，日久痰浊气血互结而成；或起居失宜，寒温失调，使脏腑气血失和，复因调摄不当，致气机失常，诸邪与气血互相搏结，积而成瘤；或由他病迁延转移而来，诸如黄疸、砂石、虫阻等，经久不愈，致正虚邪留，气血邪毒，结为积块。因此，胰腺癌是以脏腑气血亏虚为本，气滞、血瘀、痰凝、毒聚为标的一种本虚标实的病证。

何裕民教授通过40余年的肿瘤临床观察，总结出了胰腺癌发生、发展的"同花顺"理论。所谓"同花顺"理论，就像打牌，抓了一手的顺号，黑桃最大。何教授发现，促成癌症的发生，几乎都有着"同花顺"现象——是一连串的因素，如基因变异、持续压力、免疫偏差、饮食不当、代谢失衡、神经内分泌功能紊乱等，又加上环境污染、个人嗜好不良（抽烟酗酒）等，再遭遇某些小概率事件，诱发了"蝴蝶效应"，最后促成胰腺癌的发生。至少，大多数胰腺癌发生的机制，不是一两个环节失常所能解释的，往往涉及多个因素或环节。其中，除了基因、饮食、环境因素外，其他一些都与慢性应激相关，可以说，慢性应激是这一过程中的基础性环节。

所谓"慢性应激"，指的是个体很长一段时间（这个长时间，应该是数年以上）一直处在应激状态。应激刺激及其反应可以是不很强烈的，甚至是个体不自知的，但在时间上却是持续不间断的。或通俗地说，该个体每天，甚至每小时，都不能自我放松下来，总是被各种杂事牵着拽着，而且这个牵着拽着的力度还不小，至少需要他动员身体调遣出足够的"能量"去应对这些刺激。因此，此个体每天始终处于应激反应及慢性的消耗之中。

可导致慢性应激的因素很多，涉及癌症的至少就有持续的生活或工作压力、持久的情绪波动、慢性炎症、不良的工作氛围、紧张的人际关系、反复受挫折的人生经历，等等。它们所导致的机体慢性伤害是复杂的，结果都有叠加效应，促进了内在功能的紊乱，从而对癌症的形成及发展，起到了诱发或推波助澜的作用。

遗憾的是，信奉纯生物医学模式的现代西医学，对压力等非生物学因素视而不见，听而不闻，并未引起足够重视。其实，在淋巴瘤、乳腺癌、卵巢癌等许多常见癌症的发生过程中，都可以清晰寻觅出压力因素在背后所起到的重要启动机制作用。

　　胰腺癌暂时没有特效的"一剑封喉"式治疗方法，该病重在预防，想要预防胰腺癌，就必须远离上述危险因素。对于可能导致胰腺癌发生的疾病与不良生活方式，做好防治工作。

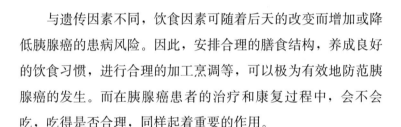

　　与遗传因素不同，饮食因素可随着后天的改变而增加或降低胰腺癌的患病风险。因此，安排合理的膳食结构，养成良好的饮食习惯，进行合理的加工烹调等，可以极为有效地防范胰腺癌的发生。而在胰腺癌患者的治疗和康复过程中，会不会吃，吃得是否合理，同样起着重要的作用。

　　研究发现，大量摄入柑橘类水果和富含黄酮类的食物可以降低胰腺癌的发病风险，其原因主要与这些食物中广泛存在的抗氧化物等有关。频繁摄入坚果等也可显著降低女性患胰腺癌的风险。而叶酸和蛋氨酸等在抑制胰腺癌发展方面也发挥着一定的作用，是胰腺癌的保护性因素。有研究者探讨了维生素 D 在降低胰腺癌风险方面的潜在作用，研究发现，$25-(OH)-D_3$ 的高存储量能够降低 35% 的胰腺癌风险。此外，与常规食肉者相比，低肉食者和素食者可显著降低胰腺癌的死亡风险。

　　饮食习惯对胰腺癌的发病影响也很大。一项对美国老年人所进行的大规模研究显示：饮食习惯健康者患胰腺癌的风险，要比饮食习惯不良者低约 15%。那些摄取某些健康食物最多的人，比如说深绿色和橙色蔬菜、豆类、全麦食品和低脂牛奶等，患胰腺癌的风险较低。

笔者曾在上海地区对"植物型膳食对胰腺癌患者生存质量的影响"进行过研究，发现植物型膳食能显著提高胰腺癌患者的生存质量，患者在精力、感到疼痛、对目前生活质量的满意度、厌恶进食油腻食物和感到倦怠乏力等方面，均显著优于对照组。

由此可见，合理的饮食对防控胰腺癌非常重要。要控制胰腺癌的复发和转移，就必须扎紧所有可能的"篱笆"，把危险因素降低到最小。何裕民教授在长期临床观察中早就注意到不合理的饮食可以促使胰腺癌复发转移！饮食是把双刃剑，控制得好，利于恢复；不注意控制，常常犹如"踩油门"，加速复发转移！

临床经验更是证明：胰腺癌患者饮食忽略不得！忽略了常常会酿成大祸！

WHO 前总干事陈冯富珍的告诫

因为这次新冠病毒的肆虐，让世人都了解了世界卫生组织（WHO）的重要性和了解了 WHO 总干事谭德赛。而前任 WHO 总干事陈冯富珍，是中国香港人，她连任了两届，任职前她曾经是香港卫生署署长。当时，香港准备推行"中药港"计划，为此，她曾来上海访问。何裕民教授当时是上海中医药研究所所长，接待了陈冯富珍，两人交谈甚欢，且在东方明珠共进午餐，一起讨论很多问题。

在 WHO 总干事任上，陈冯富珍在 WHO 的莫斯科（2011）会议上非常明确地指出：如中国政府帮助国民很好地改善饮食，优化膳食结构，可以减少 40% 的癌症发病率和死亡率。此言当时曾引起巨大反响！在中国，当时年癌症发病约 400 万人、死亡约 250 万人，这样一说，也就是可以减少 160 万人的生癌和减少近 100 万人因癌而死亡！这个是多么重大的意义！且无需大规模投资医院等，故此言一出，影响不小！

而这其中，就包括胰腺癌的饮食防治和调整，可以说，意义重大！

胰腺癌在 CEO 人群中易高发

何裕民教授认为，有些个性与精神心理状态更容易遭致癌症的侵袭，这一直是学术界，特别是心身医学界十分关注的问题。尽管不能说已经得出了定论，但事实表明：癌症发病与个性之间的确存在较为密切的关系。不过这一关系比较复杂，并非简单的直线联系，需细心观察方可有所知晓。

胰腺癌，除了在首席执行官（CEO）人群中高发外，那些特别谨慎、特别内向、特别仔细的人，也是胰腺癌的高发人群。

何裕民教授有个患者，是个虔诚的基督教徒，人特别细腻，教师出身，而且还是吃素的，她晚年患了胰腺癌，我曾经跟她开玩笑似的说："莫老师，你的性格非常谨慎细致、一丝不苟、追求完美。所以，你得肿瘤是和你的这种性格有很大关系的。"她说："我以前也想不通，因为我不吃鱼也不吃肉，压力也不是很大。你这样一说我明白了，因为我的确是小心谨慎了一辈子。"

另外，大概在 2003 年，有记者采访何裕民教授关于胰腺癌的问题。何裕民教授曾发表过一些观点，在网上被很多人转载。因为何裕民教授治疗胰腺癌的效果比较好，所以他接触的胰腺癌患者较多。

何裕民教授注意到一个事实：胰腺癌在 CEO 人群中特别容易高发，也就是人们常说的老总、企业家们。何裕民教授接触过近千例胰腺癌患者，约 30％是企业家、老板、企业高管，肝癌、肠癌和其他癌就没有这样集中。当然，也有可能与何裕民教授这儿这类患者相对集中有关系。

CEO 们为什么特别容易生胰腺癌呢？何裕民教授的分析有以下几点：

第一，企业家、企业高管压力很重。他们通常要运营一个企业或一个重大项目，自然不会轻松，因此压力也大。

第二，企业家、企业高管应酬很多，由于工作原因，需要交际，因此应酬比较频繁。

压力和应酬两者都相当于癌细胞的加速器，久而久之，可导致胰腺癌的发生。

"以食为药"：国内外共识

中医学一直强调"食医""以食为药"，西方医学之父则力主将膳食作为防治疾病的主要方式，提出"让食物成为你的药物，而不要让药物成为你的食物"的至理名言。

可以说，食能致癌，也能治癌。国内外的诸多研究共识，以及笔者导师何裕民教授40多年的肿瘤临床和理论实践，也进一步证明：食物就是最好的药物，营养支持对胰腺癌患者有积极意义。

食疗不愈，然后命药

中国：当以"食医"为先

合理的饮食不仅能够维持机体的健康，还能对疾病起到预防和治疗的作用。故从古至今，人们极其重视养生延年，与现代的"保健"观念接近。关于饮食防病治病这一点，古代医家早有深刻的认识。《周礼·天官》最早记载了中国的医师制度，指出当时宫廷医生已有食医、疾医（内科医生）、疡医（外科医生）和兽医之分，明确提出食医为治疗之首，"掌和王之六食、六饮、六膳、百羞、百酱、八珍之齐",重在以合理的膳食，防病疗病。

食医是官府中负责管理膳食的职位，相当于现代"营养师"。其任务是将食物根据阴阳、四时以及五行进行不同的搭配与烹饪。虽然当时精细食物搭配和烹调，多出现在贵族阶级，但也能体现出我国对食医、食养的重视程度。

唐代药王孙思邈高度肯定了"食疗"的作用，指出："夫为医者，当须先洞晓病源，知其所犯，以食治之，食疗不愈，然后命药。"主张医生治病，必须根据疾病的病因和所侵犯的脏腑，先用食物进行治疗；在食疗不愈的情况下，再用药物治疗，纠正脏腑功能的偏盛偏衰。因为"食能排邪而安脏腑，悦神爽志，以资血气"，指出食物具有祛除病邪、安脏腑、愉悦人的精神情绪等作用，因而既可促进气血生成，又可帮助疾病向愈。

这充分体现了古人对生命的尊重和对自然疗法的敬畏，即使生了病有时也是借助食疗使之消解或治愈。

食疗可以辅助防治胰腺癌

长期以来，在一些似是而非的观点指导下，人们只知"以毒攻毒"、遍寻毒药，希望借此能攻击癌毒。殊不知，这种简单的对抗性思维从起点上就犯了根本性的错误。《黄帝内经》就已强调："大毒治病，十去其六；常毒治病，十去其七；小毒治病，十去其八；无毒治病，十去其九；谷肉果菜，食养尽之；无使过之，伤其正也。"明确提出了食疗的重要性。

中医学对饮食因素与癌症的关系早已有较详尽的论述。胰腺癌属于中医学中"癥瘕""积聚""伏梁"等范畴。该病发生因素之一与酒食不节，饥饱失宜，损伤中焦脾胃，致痰浊凝聚，气滞痰阻，日久痰浊气血互结而成有关。现代医学认为，胰腺癌的发生、发展均与饮食不合理密切相关，如嗜好烟酒、高脂肪饮食等。这些认识成为当今通过应用合理的饮食来杜绝（预防和治疗）胰腺癌，或促进患者康复的理论基础。

而我们在胰腺癌治疗与康复过程中也非常讲究饮食疗法。近 40 年的胰腺癌治疗经验表明，中药辨证论治，同时加强食疗配合，可在胰腺癌的治疗中取得较好的疗效。

2012 年 4 月美国癌症协会发布指导手册：强调"健康饮食和锻炼可防癌症复发"，主张"癌症幸存者应重视饮食和锻炼"，并敦促医生必须指导患者注重饮食！这尤其适合于胰腺癌的防治。

而这一切，均有力地印证了古今贤哲有关"让食物以治病"的睿智论断。

国内外研究共识

西方：要让食物成为您的药物

过去的几千年间，人们在生活中感悟到饮食关乎于自身健康的维持及包括癌症在内等疾病的防范，西方也不例外。

西方医学之父希波克拉底力主将膳食作为防治疾病的主要方式，提出"让食物成为你的药物，而不要让药物成为你的食物"的至理名言。

两次诺贝尔奖得主（一次化学奖，一次和平奖）鲍林认为：讲究食物营养，将成为未来医学的核心之一，许多疾病可以借助食疗以消除，甚或根治。

国外当下十分盛行的所谓"整体医学""功能医学""自然疗法""营养疗法""饮食疗法"等，包括肿瘤治疗领域的Genzheit（音译"甘泽地"，也可意译为"整体疗法"）等，虽不能说已登上了现代医学科学殿堂之最高位，却也受益者日众，有效地减少了癌症、心脑血管疾病、糖尿病等的发生率及死亡率。特别是癌症，国内外均有不少在放弃了其他治疗方法之后，以传统疗法，尤其是食物疗法取得佳效的实例。虽然，有关结论有待"循证医学"等的进一步确认，但至少也表明"让食物成为你的药物"观点的正确性，包括可用诸于抗癌。

胰腺癌患者的营养状况和营养支持

● 营养不良影响患者治疗和康复

早在 20 世纪 30 年代就有研究报道，约有 20％的肿瘤患者的直接死亡原因是因为营养不良。2010 年我国肿瘤患者的营养调查显示，2248 例住院肿瘤患者中营养风险发生率为40.2％，营养不良率为 28.0％。

据报道，胰腺癌患者罹患营养不良的风险更高，胰腺癌患者中有 25％的死亡与营养不良有关。随着病情的持续发展，患者会面临肌肉质量下降、脂肪组织丢失、蛋白质分解速率增加、能量消耗增加以及新陈代谢也会随之发生变化等影响基本营养的问题，最终导致营养不良的发生。

《临床肿瘤学杂志》上的一篇研究表明，癌症患者当中，因营养不良导致体重减轻率与死亡率成正比。患者营养不良通常会导致治疗中断或者减少用药剂量，从而无法达到预期的治疗效果，甚至会有病情加重的风险。而治疗的副作用和自身病情的发展，又会干扰正常的食欲和糖代谢，进一步加重营养不良的发生，促使病情进展。

在患者康复期间，营养不良会降低患者生活质量，提高肿瘤复发和转移的概率，甚至会增加死亡率。

当然，这里的因果关系需要说清楚——此病发病过程中不一定营养不良，而往往是营养不当，甚至营养过剩；但当患上胰腺癌，胰腺本身是最重要的消化腺，因为吸收乏力，继发性营养不良就很常见了。这时候，如何把控，就非常关键，也非常有技巧性、专业性了！

因此，防治营养不良，给予患者积极而有效的营养支持，是提高临床治疗效果，促进患者康复的有力保证。

营养不良的评定

与其他癌症患者相比，胰腺癌患者的营养状况普遍令人担忧。通过营养不良的评定，筛查出那些存在营养不良风险的对象，根据疾病的种类、发展阶段和治疗情况，为患者拟定个性化的营养干预计划（饮食搭配、食物摄入量等）。通过营养干预，有可能带来临床结局的改善。

全面主观评定法（SGA）其特点是以详细的病史与临床检查为基础。其理论基础是：身体组成改变与进食改变、消化吸收功能的改变、肌肉的消耗、身体功能及活动能力的改变等相关联。尤其在出现重度营养不良时，SGA 与人体组成评定方法有较好的相关性。

表 1 是 SGA 的主要内容及评定标准，供患者参考。

表 1　SGA 的主要内容及评定标准

指标	A 级	B 级	C 级
1. 近期（2 周）体重改变	无/升高	减少＜5％	减少＞5％
2. 饮食改变	无	减少	不进食/低热量流食
3. 胃肠道症状（持续 2 周）	无/食欲不减	轻微恶心、呕吐	严重恶心、呕吐
4. 活动能力改变	无/减退	能下床走动	卧床
5. 应激反应	无/低度	中度	高度
6. 肌肉消耗	无	轻度	重度
7. 三头肌皮褶厚度	正常	轻度减少	重度减少
8. 踝部水肿	无	轻度	重度

注：SGA 评价中，至少 5 项属于 C 级或 B 级者，可分别被判定为重度或中度营养不良。

引自：焦广宇、蒋卓勤主编，临床营养学，第 3 版，人民卫生出版社，2011。

• 营养支持对胰腺癌患者的积极意义

2018 年 3 月，美国国家癌症研究所发布了癌症患者营养方面的最新数据报告，该报告指出了不同癌症将会遇到的营养问题，并强调了营养对每个癌症患者的重要性。

在治疗疾病的同时向患者提供营养支持和营养干预，可以防止机体营养状况进一步恶化，节约机体部分氮免受分解消耗。一旦机体获得足够的营养支持，就可以改善营养状况和提高免疫力，从而降低术后并发症和感染机会，提高患者的生存质量。

胰腺癌患者的新陈代谢发生改变，主要是分解代谢增强，容易导致负氮平衡，机体组织消耗，出现消瘦的情况。积极的营养支持，可以提高患者的抗癌力，增加能量及各种营养素的供应，促进合成代谢，有利于患者治疗和康复。

本书后文会向读者详细介绍胰腺癌患者的个性化营养干

预，提供精准的营养治疗方案。

营养素、植物化学物与胰腺癌

与其他肿瘤不同的是，胰腺癌由于其自身的特点，早期一般难以发现。根据研究机构的统计，胰腺癌患者的 5 年生存率低于 5%。但如果积极、合理地配合医生治疗，即使是晚期患者也可延长生存期。

良好的生活习惯会成为预防胰腺癌最好的方法之一。在胰腺癌的预防研究中发现，多吃蔬菜、水果，或某些植物衍生品可以降低罹患胰腺癌的风险。

一些特定的营养素和植物化学物等在治疗胰腺癌方面也有积极的作用，其能够针对性地影响细胞在体内的活动，使肿瘤细胞凋亡或减缓癌细胞生长的速度。

• **B 族维生素对胰腺癌的影响**

维生素是人体六大必需营养素之一。B 族维生素是一组在体内参与细胞代谢的水溶性维生素，能够增强体内免疫系统和神经系统的功能。

多个研究报道表明，维生素 B_6、维生素 B_{12} 的摄入可抑制胰腺癌的生长，此结果基于美国国家癌症研究所的四次大型研究得出。维生素 B_6 和维生素 B_{12} 抑制胰腺癌的机制来源于在体内调节蛋白（p21 和 p27）的表达，从而抑制胰腺癌的发展。

美国哈佛大学医学院的研究认为：单一的营养补充剂对预防和治疗胰腺癌没有多大作用，最好的方式便是从食物中获取此类维生素。而全麦谷物、乳制品还有绿色蔬菜被认为是维生素 B_6、维生素 B_{12} 和叶酸的优质食物来源。

维生素 D 对胰腺癌的影响

维生素 D 是指一组脂溶性的类固醇，其中包括维生素 D_2 和维生素 D_3。

众所周知，维生素 D 能够帮助人体钙吸收，维持骨骼健康。除此之外，维生素 D 在抗癌方面也效果显著，例如，它在体内能促进癌细胞凋亡，具有抗炎，促细胞分化和免疫调节等作用。

由于胰腺癌特殊的病理特征，患者在治疗过程中常会出现耐药性。而维生素 D 能成为保护因子抑制癌细胞的生长，并可作为辅助治疗药物发挥作用。美国的一项实验研究表明，维生素 D 在体内可通过受体调节，抑制 70%～90% 的胰腺癌细胞的生长。

获取维生素 D 的有效方式包括阳光照射和食物摄取的形式，维生素 D 含量较高的食物，如鱼油、鱼类、蘑菇、牛奶、豆奶、豆腐、酸奶、麦片、橙子和鸡蛋等。

矿物质对胰腺癌的影响

据统计，约 80% 的胰腺癌患者患有 2 型糖尿病，且体内胰岛素水平较高。近年来，"镁"作为一种胰岛素抑制剂，在胰腺癌的防治中受到广泛关注，其机制是与镁可抑制胰岛素分泌有关。

美国国家癌症研究所对全美 13 个州的 66 806 名受试者进行了长达 6.8 年的跟踪调查，结果表明：镁能有效抑制 2 型糖尿病的发生，而 2 型糖尿病是导致胰腺癌发生的间接因素。该研究发现，如果每天减少 100 微克的镁摄入量，患胰腺癌的概率就会增加 24%。

一些绿叶蔬菜、坚果、豆类及谷物中，镁的含量较高。

近几年的多项研究发现，日常生活中摄取含钾食品，可以给我们的健康带来许多好处，如降低血压，预防中风、骨质疏松和癌症等。

钾通路在体内是肿瘤细胞与组织之间的桥梁，发挥着重要的作用。增加钾的摄入能有效控制体内信号途径，抑制胰腺癌细胞的增殖与转移。这个发现为胰腺癌的防治提供了一个新的方向。

富含钾的食物有香蕉、橙子、哈密瓜、柚子、土豆、番薯、蘑菇、豌豆等。

• 熊果酸对胰腺癌的影响

熊果酸是从中药和食用蔬菜、水果中提取的一种化合物。自然界中，熊果酸的分布非常广泛，首先在苹果表皮的蜡中发现，随后又在许多植物的果皮中发现。它具有广泛的生物学特性，通常用于抗菌、抗炎、抗癌等方面的治疗。

现代科学研究表明，熊果酸可以降低肿瘤的活性，从而达到抑制肿瘤组织生长等作用。经多次体外试验：发现熊果酸能有效促进乳腺癌、肠癌、胰腺癌、卵巢癌等癌细胞的凋亡。

熊果酸可通过调节线粒体相关酶的表达和功能，在体内、体外发挥着抑制细胞增殖、促使细胞凋亡等作用。在化疗过程中，熊果酸增强了细胞对化学药物的敏感性，并能与某些常规化学药物产生协同抗肿瘤作用。除此之外，熊果酸还能增强对肿瘤细胞的杀伤作用。

含有熊果酸的食物或草药（含量从高至低），如苹果皮、葡萄皮、迷迭香、百里香、山楂等。

姜黄素对胰腺癌的影响

姜黄，又称印度藏红花，其作为日常烹饪佐料已有 4000 多年的历史。研究表明，在定期食用姜黄的国家里，某些癌症（特别是胰腺癌）的发病率确实较低。

现代研究显示，姜黄具有良好的抗氧化作用，能减少体内炎症的发生。美国细胞因子研究所的研究表明，姜黄中的姜黄素可以通过多种途径杀死多种癌细胞。体外研究表明，姜黄素能够抑制胰腺癌中 MIA PaCa-2 细胞的增殖，并增强其凋亡速率。

通常，在使用化学药物进行治疗时，健康细胞也会受损。但与化疗药物不同的是，姜黄素的治疗似乎只针对癌细胞，对健康细胞没有影响。在胰腺癌的治疗方面，许多临床研究显示，姜黄素与一些抗癌药物（如吉西他滨、氟尿嘧啶和奥沙利铂等）同时使用，可增强机体对这些化疗药物的敏感度。

日常生活中，胰腺癌患者可以适当多吃点姜黄、咖喱等食物。

白藜芦醇对胰腺癌的影响

白藜芦醇是一种多酚类化合物，存在于自然界的 70 多种植物中，在葡萄中含量最多。人们对白藜芦醇的关注几乎全部来自法国红酒文化，有研究认为，红酒中的白藜芦醇使得法国人的心血管疾病发病率较低。

早先就有研究发现，白藜芦醇具有抗炎、抗氧化和抗肿瘤等作用，尤其在抑制胃肠道肿瘤方面效果突出。

现代研究表明，白藜芦醇的抗癌作用也体现在胰腺癌中，包括抑制胰腺癌细胞生成并诱导其凋亡等。除此之外，白藜芦醇能够增强某些抗癌药（如吉西他滨）的敏感性。

含白藜芦醇的食物（含量从高到低），如紫葡萄、花生、黑巧克力、蓝莓等。

• 原儿茶酸对胰腺癌的影响

原儿茶酸是一种酚酸，这种化合物分布广泛，主要存在于一些蔬菜、水果、坚果和茶叶中。

早在 1992 年人们就已发现，原儿茶酸能够抑制多个组织中的致癌物质活性，如胰腺、结肠中的 N-亚硝基化合物、胃组织中的 N-甲基-N-亚硝基脲。

原儿茶酸也体现出对胰腺癌较强的抑制作用。在体内，原儿茶酸可以通过抑制体内蛋白 MMP-2 的分泌，抑制胰腺癌的转移。此外，原儿茶酸还可抑制自由基的生成，提高机体抗氧化酶水平，阻断致癌物与脱氧核糖核酸的结合，从而阻止可能导致突变和肿瘤的加合物形成。

含原儿茶酸的食物，如糙米、核桃、茶等。

世界癌症研究基金会的权威结论

肿瘤与饮食的关系非常密切，世界癌症研究基金会（WCRF）是一个国际性的联盟组织，一直在寻找并倡导通过饮食、营养来达到控制和预防肿瘤的有效措施，对癌症的研究和癌症预防宣传做出了重要贡献。

世界癌症基金研究会与美国癌症研究所联合发表了 1997 年和 2007 年两个版本的《食物、营养、身体活动和癌症预防》。在这两个版本的基础上，2018 年 7 月，发表了第三份最新的专家报告——《饮食、营养、体育活动和癌症：全球视角》（以下统一简称第三版指南）。

在第三版指南发布会上，WCRF 表示："该书的出版是癌症预防科学的里程碑"。自 2007 年发布第二版权威指南以来，这些决策者、科研人员和卫生专业人员对公众进行了评估。研究结果显示：凡是遵循指南推荐的人数越多，某些特定癌症的发病率和死亡率就越低。

所以，专家小组强调了这个系列普及读物的重要性，它可以通过改善人们的一些饮食和生活习惯来更好地预防癌症。

以下是第三版指南中关于食物与胰腺癌之间关系的部分报道。

有充分的证据表明：超重或肥胖会增加胰腺癌的风险。

研究认为，过多的脂肪在体内会通过多种机制促使胰腺癌的发生。

首先，多余脂肪会触发体内控制基因转录的蛋白（NF-κB），使其增大了炎症的发生。当炎症发生时，免疫系统被激活，促炎性细胞因子的数量将大增，最终会促成胰腺癌细胞的生长。此外，较多的身体脂肪会促使胰岛素之类的激素水平升高，这又会促进癌细胞生长，并减缓癌细胞的凋亡速率。

因此，将体重保持在正常范围内是减少胰腺癌发生的最佳途径之一。

食用红肉、加工肉可能会增加胰腺癌的风险

第三版指南指出：长期摄入红肉、加工肉可能会增加罹患胰腺癌的风险。

有研究表明，每天多吃 120 克红肉可增加 13％患胰腺癌的风险；经常食用加工过的肉类会增加 19％患胰腺癌之风险。

研究认为，高温下烹饪肉类，如烧烤、煎炸等，会产生杂环胺和多环芳烃等化合物，而这两种化合物在实验研究中均与胰腺癌的发生有密切的关系。

制作加工肉类食品时，会添加硝酸盐及亚硝酸盐类物质，既可抑制微生物，还能增强肉类的风味，且有护色作用，使烹调后的肉与肉制品呈现良好色泽，增强人们的食欲。但硝酸盐及亚硝酸盐为亚硝胺和亚硝酰胺的前体物质，在人体内可转变为亚硝胺和亚硝酰胺，而亚硝胺和亚硝酰胺则具有明确的致癌性。

食用含饱和脂肪酸的食物可能会增加胰腺癌的风险

第三版指南指出：吃太多饱和脂肪酸食物会增加患胰腺癌的风险。

美国国立卫生研究院对不同脂肪的研究分析发现，摄入动物性食物发生胰腺癌的风险与其所含的饱和脂肪酸的相关性最高。

饱和脂肪酸是脂肪的重要组成部分，大多数动物油脂含有较高比例的饱和脂肪酸。而且，许多研究表明：饱和脂肪酸与心血管疾病之间具有一定的关联性。有研究显示：那些在日常生活中摄入饱和脂肪酸较多的人，比摄入不足的人，患胰腺癌的风险高 36％。

富含饱和脂肪酸的食品，包括红肉、全脂奶制品、奶油和椰子油等。

饮用含酒精的饮料可能会增加胰腺癌的风险

第三版指南指出：饮酒与 200 多种疾病和伤害状况有关，包括肝硬化、传染病、心血管疾病、早期癌症和癌症。

英国癌症研究学院（ICR）指出，大量饮酒可能会增加患胰腺炎的风险。调查显示，在 100 名患胰腺炎的人中，大约 70 名是长期大量饮酒所致。

第三版指南指出：胰腺癌的发生与酗酒之间有一定的关联性。大量的实验证据表明，乙醛是酒精的主要和最有毒的代谢产物，会破坏脱氧核糖核酸的合成和修复，可能促成致癌的级联反应。大量饮酒会通过增加可能具有遗传毒性的活性氧的产生而引起氧化应激，对胰腺造成巨大的损害，引发炎症，最终导致胰腺癌。

我们的临床观察，也确认了这一关联性的存在。尤其在男性胰腺癌患者之中。

食用含果糖的食品和饮料可能会增加胰腺癌的风险

果糖，是常存在于食品中的单糖，通常存在于水果、蔬菜和蜂蜜中，常与葡萄糖一起形成"甜味添加剂"，在一些甜味饮料、糕点等食品中含量丰富。

第三版指南指出：过多的果糖摄入会导致人体新陈代谢的紊乱，从而增加罹患癌症的风险。

2008 年胰腺癌细胞研究中心发现，在胰腺癌细胞中果糖的代谢速率明显超过葡萄糖，长期摄入果糖会加速胰腺癌细胞的分化，因而促进癌细胞的生长。

吸烟是胰腺癌的既定原因，约 25％的胰腺癌病例与吸烟有关

第三版指南指出：烟草使用是胰腺癌的既定原因，大约 25％的胰腺癌病例可归因于吸烟。

香烟是众多疾病的危险因素之一，严重影响着人们的健康。

任何形式的烟（香烟、雪茄、电子烟）都会因为有尼古丁的存在而增加罹患胰腺癌的风险。美国癌症研究机构的研究发现，吸烟是胰腺癌最重要的危险因素之一，吸烟者患胰腺癌的风险大约是从未吸烟者的 2 倍。报道认为，约 25％的胰腺癌是由吸烟引起的。

美国哈佛大学公共卫生学院的一项研究显示，当吸烟者一旦决定戒烟，那么他罹患疾病的风险就会随之降低。当戒烟长达 20 年后，他的身体机能将会和普通人一样。

三
有抗胰腺癌功效的食物

临床上，经常有患者家属咨询何裕民教授和笔者：家人生了胰腺癌之后，自己很纠结，不知道该给患者吃什么，不知道什么食物对患者有利。

确实，生了癌之后，吃什么很重要，选对食物，可以有效辅助临床治疗，提高治疗效果。

那到底哪些食物对胰腺癌有益呢？我们根据国内外众多研究，结合何裕民教授 40 多年的临床实践以及笔者多年的临床工作、营养教学、科研等，帮助您为患者选择合适的食物，共同帮助患者吃好，为患者治疗和康复助力！

谷 类

谷类在我国居民的日常饮食中，占有非常重要的地位。正如《黄帝内经》所云："五谷为养，五果为助，五畜为益，五菜为充，气味合而服之，以补精益气。"就明确指出谷类是人们饮食的主要部分，对人们的健康具有积极的作用。但现在随着人们膳食结构的改变，谷类在大众膳食中的比例在减少。尤其是全谷类食物摄入不足，动物性食物摄入明显增加。伴随而来的则是一些慢性病，如癌症、肥胖、糖尿病等的发病率显著上升。

全谷类食物，包括全小麦、糙米、燕麦、荞麦、高粱、薏苡仁、玉米等。美国国家癌症研究所的研究指出，全谷类食物含有丰富的维生素 E、硒、木酚素、多酚类及蛋白酶等成分，硒及多酚类具有抗氧化及抗癌作用，而蛋白酶则有抑制癌细胞扩散的作用。

因此，多吃全谷类食物，对防治癌症，有积极的意义。

薏苡仁：补正气、利肠胃

薏苡仁，又名薏苡、薏米、薏仁、五谷米等，薏苡仁既是居家常用食材，也是临床抗癌中药方中常用之品。

中医学认为，薏苡仁具有利水渗湿、除痹消热、健脾止泻之功，临床上常用来治疗诸如脾虚泄泻、筋脉拘挛、肠痈等病症。

现代研究发现，薏苡仁对多种肿瘤具有良好的防治效果，能抑制肿瘤生长，缓解放射治疗、化学治疗的副反应，改善消化吸收功能，增强体质。对肿瘤引起的免疫功能低下、炎症反应及癌性疼痛，均有一定的治疗价值。

现已证实，薏苡仁中的薏苡仁油、薏苡仁酯等成分具有抗肿瘤作用，如抑制癌细胞转移和增生、诱导癌细胞凋亡、抑制肿瘤血管形成等，且能提高放射治疗时的敏感性等。

薏苡仁常用来煮粥。[唐] 昝殷《食医心鉴》云："薏苡仁粥治久风湿痹，补正气，利肠胃，消水肿，除胸中邪气，治筋脉拘挛。"明代药学家李时珍的《本草纲目》曰："薏苡仁粥除湿热，利肠胃。"《三福丹书》也指出："薏苡仁粥补脾益胃。"因此，即使身无疾患之人，常吃些薏苡仁粥，也可以养生，十分有益。

胰腺癌患者放化疗后，常出现白细胞减少和贫血等症状。经常食用薏苡仁粥，可增加白细胞，对于改善体质虚弱、食欲不振、腹胀等，也有较好的疗效。

患者出现脾虚不运腹泻者，可用薏苡仁、白扁豆各 20 克，加水煎服，有健脾利湿的作用。

对于肿瘤患者出现腹水和水肿者，可用薏苡仁、赤小豆、冬瓜皮煮汤食用，有辅助利水之效。

玉米：利胆、降血糖，缓解症状

玉米，又称苞谷、棒子等，是五谷杂粮之一。玉米营养价值高，被赞为"黄金作物"。

德国的研究发现，在所有主食中，玉米的营养价值和保健作用名列前茅。在一项持续了 1 年的研究中，研究者对玉米、稻米、面粉等多种主食的营养价值和保健作用的各项指标进行了对比，发现玉米的维生素含量，如胡萝卜素和维生素 B_2 等的含量，非常丰富，而这些物质对预防癌症有积极的作用。

美国的研究人员发现：粗玉米中含有一种抗癌因子——谷胱苷肽过氧化物酶，它能与其他一些致癌物质螯合，使之失去致癌性，从而有效防止癌症的发生。

玉米中含有大量的镁元素，镁可以抑制癌细胞的形成，并帮助血管扩张，加强肠壁蠕动，增加胆汁分泌，促进机体废物的排泄。

玉米的吃法多样，煮粥、煮饭、煲汤、炒菜等，都非常方便。熟玉米棒既卫生又可以解饥，且方便携带，很受人们欢迎。

很多人吃玉米，常常把玉米须扔掉，其实挺可惜的，殊不知玉米须本身就是一味良药。在中药里，玉米须又称"龙须"，有广泛的预防保健用途。中医学认为，玉米须有利胆、止血、降血糖等作用。把留着须的玉米放进锅内煮，煮熟后把汤水倒出，就是"龙须茶"。"龙须茶"口感不错，经济又实惠，可以作为全家的保健茶，特别适合于家中有高血脂、高血压、高血糖的患者饮用，效果很好。

玉米须不仅适合于慢性病人群，对各种原因引起的水肿也有一定的疗效。如胰腺癌患者出现小便不利、腹水和水肿时，可单用玉米须煎汤饮用；或用玉米须 20 克，山药 50 克，加水煮粥食用，都有很好的利尿消肿作用。

在进食玉米时，可将玉米与豆类搭配食用，可以提高混合膳食的整体利用率，如玉米粥里可以加点黄豆共煮，营养价值更高。

玉米在高温高湿环境中容易发生霉变，产生黄曲霉毒素，而黄曲霉毒素是肝癌的主要触发因素。因此，不要食用霉变玉米！

藜麦：抗氧化、抗癌

藜麦原产于南美洲安第斯山区，是印加原住民的主要传统食物，如今在我国甘肃、山西、青海、内蒙古等地也已得到广泛种植和推广。藜麦是一种营养全面、比例均衡的食物，近年来越来越受到人们的关注。

吃过藜麦的人会发现，藜麦有别于其他食物的特点：藜麦煮成粥，碗里会飘着细细的芽。这其实是藜麦的胚芽，也正是藜麦营养价值高的秘密所在。

藜麦的营养价值非常高，其蛋白质含量高达 14％，高于一般常吃的谷物，且含有人体所需的 8 种必需氨基酸，比例平衡，尤其富含谷类所缺少的赖氨酸等。藜麦蛋白质质量也很高，可与奶类蛋白质媲美，吸收利用率较高。藜麦中还含有黄酮、多酚、不饱和脂肪酸等功能因子，具有抗氧化、降血脂、增强免疫等生理功效，能够降低一些慢性疾病的发生风险。

藜麦的防癌抗癌作用，也值得人们关注。科学研究表明，癌症、衰老或其他疾病大都与过量的自由基产生有关联。而植物中存在的抗氧化剂酚类物质可作为自由基清除剂和还原剂，有助于减少氧化应激。有研究者通过分析饮食中添加藜麦种子对血浆和氧化应激的影响，发现藜麦可以通过降低血浆中丙二醛含量和提高抗氧化酶的活性，提高抗氧化能力，从而起到防癌、抗癌等作用。

平时在食用藜麦时，可以做藜麦饭，还可以混合其他谷物蒸煮、煮粥及混合其他水果榨汁等。

糙米：有利于提高胰岛素的敏感性

糙米是水稻去除稻壳之后的产物。在生活贫困年代，它曾是人们的主粮。如今，生活水平不断提高，人们追求食物的口感和美味，糙米因为口感不如精白米面，而且较难消化，因此，往往食用的人不像以前那么多。但 2007 年美国稻米联盟向美国国家食品药品监督管理局提出，要求将糙米认定为健康的全谷物。

大量的流行病学研究表明：增加全谷物的消费，与 2 型糖尿病、心脑血管疾病和癌症等非传染性慢性病的风险降低有关。糙米胚芽中的不饱和脂肪酸具有降低胆固醇、保护心脏等作用。

另外，糙米中含有锌、铬等微量元素，有利于提高胰岛素的敏感性，对糖耐量受损的人有帮助。

糙米中已发现含有大量的防癌、抗癌物质，包括类胡萝卜素、生育酚、硒、类黄酮和木质素等。研究发现，木质素具有抗血管生成的作用，能够显著抑制肿瘤新生血管的生成。因此，抑制肿瘤新血管生成可能是木质素抗癌的重要机制。

糙米比较难消化，质地紧密，煮起来比较费时。因此，平时烹饪时，可以先将糙米浸泡 1 小时左右，然后连同浸泡的水一起和其他主食共煮。也可将炒熟的糙米和其他主食打成杂粮粉，每天 2 勺，和在豆浆里，或者调入粥里食用，保健效果亦佳。

蔬 菜

蔬菜、水果是人们膳食的主要组成部分，不仅色泽艳丽、诱人食欲，且营养丰富，对防癌抗癌、提高机体免疫力等，都有积极的作用。

笔者在何裕民教授的指导下，在读博期间，对上海地区发病率较高的 6 种常见癌症（肺癌、肝癌、胃癌、大肠癌、乳腺癌和胰腺癌）与饮食的关系进行了调查研究，显示出不同种类的食物与肿瘤的发生、发展有密切的关系。研究发现：蔬菜和水果是这 6 种癌的保护性因素。

其实，早在 20 世纪 90 年代就有一些统计学的证据，证明蔬菜和水果具有明确的预防癌症作用。

据国外研究报道：膳食因素可影响胰腺癌的发病风险；其中，一些食物可降低胰腺癌的发病风险。大量摄入富含抗氧化剂的蔬菜和水果等，胰腺癌发病风险可分别降低 38％和 29％。

有研究人员对 50 多万名年龄为 50 岁以上的美国人的饮食数据进行分析后发现，那些摄取某些健康食物最多的人，比如深绿色和橙色蔬菜等，患胰腺癌的风险较低。

因此，2016 年中国居民膳食宝塔建议，多食用新鲜蔬果。根据该建议，每天宜食用新鲜蔬菜 300～500 克，水果 200～350 克；并保持蔬菜品种 3～5 种，水果 2～4 种。

白萝卜：消化不良者更宜

白萝卜，又称莱菔，民间自古就有"萝卜上市，郎中下市"之说，提示其在预防保健和治疗疾病中的重要意义。

传说三国时期，曹操占领了荆州以后，来到了塘上坝。因水土不服，曹操和数百名将领患上了流感。坝上有位种萝卜的老农，叫唐满，将地里的萝卜送给军营。曹操和患病的将领吃了萝卜，没几天，都康复如初。因此将士们都称萝卜是"人间之良药也"。

中医学认为，白萝卜味甘，性辛，具有通气行气、健胃消食等功效，主要用于食积腹胀、腹痛等症。

现代营养学研究表明，萝卜含丰富的维生素 C、钙、磷、碳水化合物、木质素、淀粉酶、芥子油等有益成分。木质素可以提高巨噬细胞吞噬细菌、异物和坏死细胞的功能，从而加强人体的免疫能力，起到抗癌的作用。白萝卜所含的多种酶，能分解致癌的亚硝胺，也具有抗癌作用。

白萝卜食法多样，生食、熟食都可，如炖汤、清炒、凉拌等，甘甜脆爽，深受大众青睐。

莱菔子就是萝卜的成熟种子，也是中药方里常见的"身影"，有消食除胀、降气化痰等作用，是中药方剂"三子养亲汤"的主药。对于咳嗽痰多、消化不良的胰腺癌患者，尤为适宜。

对于胰腺癌见胃胀不适者，可用炒莱菔子 10 克，粳米 50 克。将炒莱菔子煎煮取汁，与粳米煮粥，常食。

民间很多人认为白萝卜解中药，其实不然，白萝卜本身就是一味很好的中药，白萝卜只是解补气药如人参等的补壅之功；而对胰腺癌患者，只要体质不是太差，我们不主张乱用人参，所以不存在解不解药的问题！

山药：增强免疫力

古代医家对山药颇多溢美之词，认为山药久服能"轻身，不饥，延年"，并将其列为"上品"，补而不腻，香而不燥。

铁棍山药是山药中补益作用较好的。铁棍山药原产于中国北方，主产区河南，以古怀庆府（今河南省焦作市）所产山药最为地道，被称为怀山药或怀山，也就是人们常说的铁棍山药。

山药含有淀粉酶，可健脾益胃、助消化，有利于脾胃消化吸收功能，对于脾胃虚弱、食少体倦者，疗效甚佳。

有研究发现，山药黏液有增强免疫活性的作用，能促进肿瘤坏死因子α和白细胞介素 - 6 等细胞因子的产生。与人参提取物相比，山药黏液具有更强的免疫增强活性，可提高机体免疫力，预防癌症。

山药富含粗纤维，具有促进肠胃蠕动、调节胃肠功能的作用。山药含有丰富的黏蛋白，可防止血液中游离脂肪酸沉积在血管内壁，可预防动脉粥样硬化。

有研究发现，山药多糖可降低四氧嘧啶诱导糖尿病小鼠的空腹血糖，促进体重恢复。其作用机制可能与增加胰岛素分泌、改善受损坏的胰岛 β 细胞功能，以及清除过多的自由基等有关。

山药食用，烹可为肴，蒸可为糕，多做甜食；还可以切细，煮粥喝；也可清炒山药、拔丝山药，补益作用均很强。

山药切片后需立即浸泡在盐水中，以防止氧化发黑。新鲜山药切开时会有黏液，可以先用清水加少许醋洗，这样可减少黏液。

马铃薯：调中、健脾

马铃薯，又称土豆、洋芋、山药蛋等，与高粱、水稻、玉米、小麦等一起，共同被称为世界五大作物。马铃薯因含有丰富的营养，被称为"地下人参""地下面包"，广泛应用于食品、医疗、饲料等行业。

中医学认为，马铃薯性平，有调中、和胃、益气、健脾等功效。

马铃薯既可作主食，也可作为蔬菜食用。马铃薯营养丰富，含有大量的碳水化合物，同时含有蛋白质、矿物质（磷、钙等）和维生素等。所含维生素 C 是苹果的近 5 倍，各种矿物质含量也是比苹果的更丰富。

由于马铃薯中含有较多的维生素 B_6、泛酸和维生素 C 等，而这些物质具有增强淋巴组织及强化黏膜组织等作用，可以预防上皮组织发生癌变，以及增强机体的整体抗癌能力等。

有学者指出：每天吃 1 个马铃薯，可使中风的概率下降 40%。

马铃薯能够改善肠胃功能，可以有效地治疗胃溃疡、胆囊炎、十二指肠溃疡等。马铃薯脂肪含量很低，是非常理想的减肥食品。

在食用时，用马铃薯做汤、炒、煮或蒸熟食等均可，建议不食薯条和薯片之类的油炸食品。

绿皮和发芽的马铃薯含较多的龙葵碱，毒性较高，不可食用！易引起中毒，出现头痛、腹痛、呕吐、腹泻、瞳孔散大、心跳减慢、精神错乱，甚至昏迷等症状。

十字花科蔬菜：经典的抗癌蔬菜

十字花科蔬菜，包括卷心菜、紫甘蓝、花椰菜、西蓝花、芥蓝等。此族蔬菜除了含有丰富的维生素 C、矿物质和膳食纤维等抗癌物质外，还含有吲哚类和黄酮类等植物化学物，具有防癌、抗癌等功效。常吃这类蔬菜，能降低胰腺癌、胃癌、结肠癌和乳腺癌等的发病率。

来自瑞典的研究表明，富含叶酸的食物（如绿叶蔬菜、十字花科蔬菜等）可降低胰腺癌的风险。而来自食物以外的叶酸补充剂却无此作用。

花椰菜又叫花菜，含较多的维生素C，其维生素C含量是西红柿的2倍，芹菜的4倍。维生素C可提高人体免疫功能，促进肝脏解毒，增强人的体质，增强抗病能力。

加拿大的科研人员通过1994—1997年胰腺癌患者的研究数据发现，摄入的水果和十字花科蔬菜（如花椰菜、花茎甘蓝）等越多者，胰腺癌发病率越低。

花椰菜本身无多大味道，所以烹饪时，常加荤菜或大蒜等调味品提味，炒熟、煮熟食用，均可。

卷心菜，别名包心菜、圆白菜或洋白菜，是一种常见蔬菜。在WHO推荐的最佳抗癌食物中，排名第三。

卷心菜中含有丰富的吲哚类化合物。实验证明，吲哚类化合物具有防癌抗癌作用，可以避免人类罹患癌症等。

卷心菜中含有丰富的萝卜硫素，这种物质能刺激人体细胞产生对身体有益的酶类，以对抗外来致癌物的侵蚀。

在食用时，卷心菜可生吃，如做成沙拉或榨汁等。

如果熟吃，则不宜加热过久，以避免其中的有效成分被破坏。

芹菜：降低胰腺癌发病风险

芹菜，有药芹、水芹、旱芹之别，全国各地都有栽培，其叶柄供食用；柄、根、花均可药用。芹菜叶茎含有挥发性的甘露醇，具有独特的芳香，能增强食欲。

中医学认为，芹菜性凉，味甘苦，能平肝清热、利水消肿，可治疗高血压、眩晕、头痛、水肿，以及妇女月经不调等病症。

芹菜的营养十分丰富。其中，蛋白质含量比一般瓜果蔬菜高，铁含量为番茄的6倍，还含有丰富的胡萝卜素和多种维生素等，对人体健康十分有益。

流行病学研究表明，随着绿叶菜摄入量的增加，则多种癌症的发病风险下降，包括胰腺癌、食管癌、胃癌、肺癌、乳腺癌等。

芹菜的吃法很多，如芹菜炒肉丝、芹菜拌干丝、芹菜粥，以及生吃等。

在日常饮食中，人们习惯于食用芹菜茎，芹菜叶往往无人问津。但从营养学角度来说，芹菜叶比茎的营养价值更高。研究发现，芹菜叶中镁的含量是茎的3倍；维生素C的含量是茎的3倍；维生素B_1的含量是茎的4倍；蛋白质是茎的2倍。可见，芹菜叶的营养价值不容忽视。

芹菜叶的药用价值也很高，它有平肝降压等作用，临床对于原发性及更年期高血压均有效。芹菜叶有镇静作用，有利于安定情绪、消除烦躁。

经常吃些芹菜，可以中和尿酸及体内的酸性物质，对预防痛风也有较好效果。

芹菜叶可炒、拌、炝或做配料等，也可作馅心。如芹菜叶蛋花汤、芹菜叶拌豆腐干等。

大蒜：胰腺癌的克星

大蒜是百合科葱属植物，2000多年前，由西汉张骞出使西域时带回我国，如今已成了我国大众日常保健食用和药用佳品。

大蒜的抗菌作用，已被人们所熟知。其对葡萄球菌、志贺菌属、大肠埃希菌和霉菌等都有杀灭作用，被人称为"地里生长的青霉素"。

大蒜的抗癌作用，早就被国内外学者所关注。常吃大蒜可提高机体免疫力，增强机体抗氧化、抗突变和抗肿瘤等作用；且能阻止癌细胞扩散，延缓癌症发展，提高人类健康水平。

大蒜中的含硫有机物等功能成分，不仅能抑制致癌物质亚硝胺在体内的合成，而且对癌细胞有直接的杀伤作用。

此外，大蒜能抑制胃液中硝酸盐还原为亚硝酸盐，从而阻断亚硝胺的合成，减少胰腺、胃、食管、大肠、乳腺、卵巢、鼻咽等的癌变发生率。研究表明，鲜蒜泥和蒜油等均可抑制黄曲霉毒素 B_1 诱导肿瘤的发生，并延长肿瘤生长的潜伏期。研究证实，蒜叶、蒜瓣、蒜油、新蒜汁、蒜泥、蒜片及蒜粉等，均有抗癌效果。

大蒜不宜空腹食用，可在饭后或是进餐中食用。建议每次食用大蒜 2~3 瓣为宜，数量不宜过多，否则有可能损伤胃黏膜，造成胃炎和溃疡。

很多人深知大蒜的保健作用，但碍于食用后，口中时常有股异味，所以往往对其"敬而远之"。其实只要食用后用浓茶漱口，或嚼些口香糖、生花生米，或嚼几个红枣、橄榄等，异味自然就消除了。

洋葱：辅助抑制致癌物质合成

洋葱属于百合科植物，在国外有"菜中皇后"的美誉。洋葱不仅是美味蔬菜，且是一味不可多得的良药。

研究发现，洋葱含有可降低胆固醇的物质，含有前列腺素和对抗人体内儿茶酚胺等升压作用的成分，可降低血脂、舒张血管、降低血压和血糖等。

经研究证实，洋葱与大蒜相似，都含有蒜素及硫化硒，都能够抑制致癌物质亚硝胺等的合成，还有促进吞噬细胞破坏癌细胞的功能。洋葱中还含有槲皮黄酮、谷胱甘肽和微量元素硒等，这些物质可消除自由基，具有抗癌作用。洋葱提取物槲皮素能杀死癌细胞。硒能刺激人体免疫反应，抑制癌细胞的分裂和生长；硒在人体内可合成谷胱甘肽过氧化物酶（GSH-Px），后者可抑制致癌物的活性。研究证实：GSH-Px 含量上升时，癌症的发生率就下降。

研究发现，每天摄入 10 克大蒜和洋葱能够降少 30％胃肠道肿瘤的发病率。

洋葱是餐桌上常见食物，可做成洋葱肉丝、洋葱炒蛋、洋葱红枣汤等。

在食用洋葱时，不要煮得过烂，以稍微带点辛辣味为宜，则其防癌、抗癌效果更佳。

值得一提的是，洋葱性味辛辣，易耗气伤津、助火生痰，故痰湿火旺之人不宜过量食用。食用时，切开后暴露在空气中10 分钟，常常可以使其异味消解，吃后嚼些口香糖、生花生米，或嚼几枚红枣、橄榄等，也能消除异味。

番茄：增进食欲

番茄，又称西红柿，其果实营养丰富，具特殊风味。既可为菜肴原料，也可以当作水果吃。因此，被誉为"水果型蔬菜"。

除常见的大西红柿外，还有小西红柿，又称"圣女果"。圣女果更适合当作水果生吃，它的维生素 C 含量是普通西红柿的 1.7 倍，还有保护皮肤、维护胃液正常分泌等功效。

番茄中含有丰富的番茄红素，它以强大的抗氧化功效和预防癌症等功能而著称。番茄红素是植物中所含的一种天然色素，主要存在于茄科植物西红柿的成熟果实中。其他果蔬，如西瓜、南瓜、胡萝卜、柿子、芒果、葡萄、草莓、柑橘以及茶叶等，也含有微量的番茄红素。

在 20 世纪 50 年代，美国的医学专家首次报道番茄红素具有抗癌效应。后经流行病学的深入调查及多次动物实验，证明番茄红素确有预防和抑制癌症的功效。

研究揭示，番茄红素防癌、抗癌有多种通路：

（1）通过一系列的生化作用，番茄红素能促进癌细胞分化（向良性方向转化），抑制癌细胞增殖。

（2）可增强人体免疫功能。番茄红素能促进一些具有防癌、抗癌作用的细胞素分泌，如白细胞介素 - 2 等，并激活淋巴细胞对癌细胞的溶解作用。

（3）细胞的老化、损伤和脱氧核糖核酸（DNA）突变都和自由基作用有关，而抗氧化剂（如番茄红素等）可有效清除自由基，从而发挥综合的保健作用。

番茄红素能够有效地清除身体的自由基，可以保持细胞代谢，预防并延缓衰老，它还可以提高免疫力，增强精子质量等。

生活中，番茄生食或熟食都比较普遍。但西班牙一项新研究证明，食用经过烹饪的番茄，比生吃更有益于肠道健康。研究人员用生番茄和熟番茄进行实验，研究番茄红素如何充分发挥抗氧化作用。结果发现，炒熟的番茄中番茄红素的含量更高，更易被人体吸收。而且番茄红素是脂溶性成分，喜欢油脂，所以，炒番茄或者做汤等都是加工番茄很好的方式。

对于胰腺癌见贫血者，可用番茄 250 克，猪肝 50 克，煮熟喝汤，可养血补肝。

南瓜：降糖护胰腺

南瓜又名番瓜、饭瓜、倭瓜，既可作菜，又可作粮，甘甜适口，食用价值高。它的种子、茎、叶和花等均可入药。

古人对南瓜很推崇。

有这样一则传说，清代海盐地区有个名人叫张芸堂，聪明、好学，但家境贫寒，无钱交纳学费。当时有个大学问家，叫丁敬身，张芸堂欲拜他为师。第一次拜见老师时，芸堂背着个大布袋，里面装着给老师的礼物。到老师家后，他从布袋中拿出给老师的礼物竟是两个大南瓜，旁人看了大笑。而丁敬身却欣然接受，并当场烹调招待学生。从此，在海盐一带，"南瓜礼"一直传为美谈。

现代医学研究发现：南瓜能促进人体胰岛素分泌，可有效地防治糖尿病、高血压等，对防治肝炎、肝硬化及肾炎等也有益处。

流行病学研究证实，糖尿病与胰腺癌存在相互联系，糖尿病能增加胰腺癌的发生风险；同时，糖尿病可使胰腺癌患者的病死率相应增高。胰岛素以及胰岛素抵抗在胰腺癌形成过程中起着重要作用，而高血糖状态可能导致机体异常代谢，产生氧化应激反应，进而激活相关通路，促进胰腺癌的发生。此外，顽固的糖尿病常常是胰腺癌的先兆症状。

而南瓜有很好的降血糖作用。有研究者发现，南瓜多糖对正常小鼠无降血糖作用，对 2 型糖尿病小鼠糖脂代谢紊乱具有改善作用。另有学者通过南瓜多糖对糖尿病大鼠模型的影响及肾脏的保护作用研究后发现：经南瓜多糖干预后，大鼠体重增加，血糖降低，肾功能好转，表明南瓜多糖对糖尿病大鼠肾脏有改善作用，对早期糖尿病肾脏病变有保护作用。

南瓜中含有钼元素，钼能消除致癌物质亚硝胺的致癌作用，故有抗癌的功效。

生活中，常做南瓜粥、南瓜汤或者南瓜饼，味道可口，很受欢迎。

苦瓜：杀死癌细胞

苦瓜，又名凉瓜、癞瓜、癞葡萄，是夏季人们常常食用的一种保健食物。

中医学认为，其药性苦、寒，具有清暑止渴、泻火、解毒、明目等功效，可用于热病烦渴、目赤肿痛、痢疾等症。

苦瓜的抗癌功效来自一种类奎宁蛋白，它是一种能激活免疫细胞的活性蛋白，可通过免疫细胞杀死癌细胞。

对动物所进行的实验发现，苦瓜汁可以预防胰腺癌，并可杀死胰腺癌细胞。研究人员发现，老鼠食用苦瓜汁后，患胰腺癌的概率减少了60%。

苦瓜虽然很营养，但因为其味道苦，很多人不太愿意吃苦瓜。苦瓜味虽苦，但有一种"不传己苦与他物"的特点。苦瓜与任何菜肴同炒同煮，都不会把苦味传给对方，故人们誉之为"君子菜"。南方人尤喜食之。常见的食用方法有凉拌苦瓜、苦瓜小排汤、苦瓜炒蛋、苦瓜汁等。

胰腺癌患者出现发热，或者烦热口渴者，用鲜苦瓜捣汁饮或煎汤服，可作为辅助食疗之品。

因为苦瓜味苦性寒凉，故胃寒体虚者，慎用。

豇豆：和五脏、增食欲

豇豆属于豆类蔬菜，蛋白质含量高于一般蔬菜，是胰腺癌营养不佳者非常适宜的食物。

中医学认为，豇豆具有健脾和胃、和五脏、生精髓、止消渴的功效，对缓解食欲不振有一定的作用。《本草纲目》称其："理中益气、和五脏、止消渴、泄痢。"

现代医学研究认为，豇豆所含 B 族维生素能维持正常的消化腺分泌和胃肠道蠕动的功能，增强消化酶的活性，可帮助消化，增进食欲。

豇豆的吃法很多，豇豆饭、煮豇豆等。嫩豆荚可炒食，也可凉拌。干种子还可以煮粥、煮饭、制酱等，都是家常吃法，易于接受。

香菜：防治消化不良

说起香菜，很多人不把它当菜，常常把它作为饮食提味的配菜，甚至不喜欢吃香菜。

其实香菜既是食物，也是一味中药。中医学认为，香菜可发表透疹、消食开胃，可用于风寒感冒、食积、脘腹胀痛、呕吐等。

《嘉祐本草》指出香菜"消谷，治五脏，通小腹气"，可见香菜对助消化、开胃，有一定疗效。

如临床中对于消化不良、腹胀的患者，可用香菜20克，水煎服，可醒脾开胃，助消化。

对于胰腺癌伴有消化不良的患者，可在日常饮食中，如在做番茄蛋汤，或者炖鸡汤、煮粥时，加一些香菜，既提味，又助消化，还有药疗作用，一举两得。

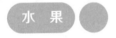
水　果

众所周知，水果对人体健康有积极的作用。

多项研究提示：多吃水果能够预防鼻咽癌、胰腺癌、肝癌、结直肠癌等的发生。

研究表明，有十几种水果可以起到有效地降低罹患癌症概率的作用。这些水果包括草莓、橙子、橘子、苹果、猕猴桃、葡萄、哈密瓜、西瓜、柠檬、葡萄柚和菠萝等。它们中的一些特殊成分在防治胰腺癌、结肠癌、乳腺癌、前列腺癌、胃癌等方面，具有其他食品难以替代的益处。

柑橘：预防胰腺癌

柑橘，种类很多，是橘、柑、橙、金柑、柚等一大类水果的总称，甜酸多汁，是人们身边最普通、最常见的、一年四季都有的水果，深受人们喜爱。

日本国立癌症研究中心的研究发现，平时多吃一些柑橘类水果，可降低胰腺癌发病风险，从而起到预防作用。研究小组对 9 万名男女展开为期 17 年的跟踪调查。按照居民日常食用的 17 种水果和 29 种蔬菜摄取量，研究人员将参试者分为 4 个组进行对比分析。结果发现，多吃柑、橘、橙、柚 4 种柑橘类水果，对降低胰腺癌发病率效果最明显。研究人员认为，食用水果之所以能够降低胰腺癌发病风险，主要是因为水果中含有维生素等抗氧化的成分，柑橘类水果中的维生素 C 含量尤其高。专家提示：有胰腺癌家族病史的人群平日应减少吸烟，并尽可能多吃柑橘类水果。

澳大利亚学者的研究称：每天吃 1 个柑橘类水果，可以使患口腔癌、喉癌和胃癌的概率降低 50%；胰腺癌的危险比每周吃少于 1 个柑橘者低 1/3。报道说，该研究是建立在 48 项以柑橘有益身体为主题的国际学术研究基础之上的。

美国科学家发现，在橘子皮里有一种复合物，它可以杀死或灭活人体内刺激癌细胞生长的酶。前瞻性实验表明：存在于柠檬、橘子和葡萄柚皮中的复合物柠檬油精，同样具有降低患癌风险的功效。

柑橘类水果可降低胰腺癌发病风险，或促进胰腺癌的康复，其结论是明确的，建议可以多食用。

刺梨：SOD功效彰显

刺梨，因果实长有软刺而得名，是我国特有的一种新兴水果，主产于贵州，直到近十几年人们才发现它具有非凡的营养保健价值。

刺梨的药用价值很高，其花、叶、果、籽等均可入药。其味酸、涩，有消食健脾、收敛止泄等作用，可用于治疗积食腹胀、痢疾、肠炎、维生素C缺乏症等。

刺梨的果实有很高的医疗价值。刺梨富含活性物质——超氧化物歧化酶（SOD），它具有催化超氧化物阴离子自由基的歧化作用，从而可以减轻自由基对机体的损害。因此，具有防癌、抗衰老、防辐射等诸多功能。

现代医学认为，人类摄入N-亚硝基化合物，或摄入合成此类化合物的前体物质，并在体内合成相应的N-亚硝基化合物，均是致癌的原因。而刺梨汁可以阻断人体内N-亚硝基化合物的合成，有一定的防癌作用。

葡萄：水果之神

葡萄又被称为"水果之神"。中医学认为，葡萄性平，味甘、酸，具有滋阴生津、补气利尿、强筋骨、利湿通淋等功效。

近年的研究表明：葡萄中含有儿茶素及低聚体，儿茶素具有独特的抗氧化功能，其抗氧化作用胜过维生素C与维生素E。葡萄皮中含有的花青素和白藜芦醇等都是天然的抗氧化剂，有抑癌功效，可抑制细胞恶变，并能抑制已恶变细胞的扩散。

"吃葡萄不吐葡萄皮"是人们熟知的一句绕口令，美国科学家发现：紫葡萄皮中含有一种叫白藜芦醇的抗癌物质，具有很强的遏制组织细胞内原癌基因的功效，对癌变的起始、促进和进展3个阶段均有抑制作用。白藜芦醇可通过抑制核糖核酸还原酶与DNA聚合酶等的活性，以阻断癌细胞的增殖，并诱导癌细胞的凋亡。同时，它还有抗氧化、抗自由基及抗突变等辅助功效，且能抑制与癌变有关的酶等的生物活性，从而发挥良好的抗癌作用。

世界多国科学家先后用肿瘤细胞株进行研究，证明白藜芦醇确实能诱导癌细胞的凋亡。由于其对癌细胞的全能性抑制作用，故越来越受各国科学家关注。

白藜芦醇在果皮中的含量远比肉汁中的要多。故经常连皮生吃紫葡萄，可有效防止癌症的发生。葡萄皮的组织虽较致密，但很薄，与果肉同食，并不影响口感。

红枣：调中益脾气

红枣作为药用的历史悠久，《神农本草经》即已收载。李时珍在《本草纲目》中云："枣味甘、性温"，能补中益气、养血生津，用于治疗"脾虚弱、食少便溏、气血亏虚"等疾病，就是对其补益功效的概言。

红枣含有大量的维生素C，被誉为"天然维生素果"。红枣含有大量的维生素B_2、维生素B_1、胡萝卜素等多种维生素，具有较强的补益作用，能提高人体免疫功能，增强抗病能力，并可抑制癌细胞，可促使癌细胞向正常细胞转化。有研究证实：每 100 克红枣果肉中，环磷腺苷高达 50 毫克，对癌细胞具有较强的破坏力，并能抑制癌细胞的扩散。

《日华子本草》谓枣"润心肺，止嗽，补五脏，治虚损，除肠胃澼气"。对于胰腺癌患者体虚、四肢无力、食欲不振者，可用红枣 10 枚，党参 10 克，加适量水煎，吃枣喝汤，每天 1 次，可益气健脾。

红枣是贫血患者的最佳补品，用红枣 10 枚，桂圆肉 10 克，红糖 30 克，水煎服用，每天 1 次，可补血，适用于胰腺癌患者贫血者。

红枣虽补益，也不能贪多。因为偏于腻滞，过食会引起脾胃阻滞，影响消化。平素常有内热、舌苔偏厚腻者，均不宜多吃！

沙棘：维生素 C 之王

沙棘为胡颓子科植物沙棘的果实。果实中富含维生素 C，每 100 克果汁中，维生素 C 含量是猕猴桃的 3 倍，素有"维生素 C 之王"的美称。

沙棘的药用价值越来越受到国内外的关注。对于预防和治疗心脑血管疾病、恶性肿瘤、糖尿病、肝病、肾病、各种炎症等，均具有不可替代的作用。20 世纪 80 年代，沙棘就被国家卫生部列为药食两用植物。

关于沙棘，古代还有个传说。

传说三国时期，在一次冬征时，蜀军来到金沙江和澜沧江畔地带，由于山路险恶，后续粮草跟不上，人马都陷入了饥饿和体弱多病的危境中。此时，荒山野岭只有一种被称为"刺果"的植物，色彩鲜艳，但无人敢吃。大家实在饥饿难忍，军中有人先给一些战马吃此野果，不料，战马迅速恢复了体力，战士们才群起而采之，因而渡过了难关。

研究发现，沙棘总黄酮含量较高，可提高血清补体水平，增强巨噬细胞的功能，故既可补充营养，又能提高机体的抗病能力。

沙棘中含有的异鼠李素、多种沙棘苷、油酸、亚麻酸等，能有效阻断 N-亚硝基化合物的合成，比同浓度的维生素 C 作用更强，可以起到抗癌之效。

有研究者用沙棘叶、果、茎、根的提取物和籽油，对患实体瘤的小鼠进行灌胃实验，结果表明，沙棘不同部位提取物抑瘤率高低表现为：叶＞果＞油＞茎＞根，并提出沙棘提取物抑瘤的主要原因是提高了脾脏和胸腺指数，增强了小鼠的免疫力。

有研究认为，在癌症患者化学治疗时，使用沙棘制剂，有助于在肿瘤发展晚期，保持自然杀伤细胞的细胞毒性处于较高水平。

甘蔗：抑制癌细胞增殖

"觅甜何须走四方，古来甘蔗耐人尝。"甘蔗含糖量高，素有"糖水仓库"之美称，是水果中唯一的茎用果品，可提供丰富的热量和营养。

研究发现，甘蔗叶不同提取物在体外对肿瘤细胞生长有一定的抑制作用。甘蔗叶多糖能明显抑制癌细胞增殖，诱导癌细胞凋亡，从而发挥抗肿瘤作用。

甘蔗叶提取物对金黄色葡萄球菌、大肠埃希菌、伤寒沙门菌、枯草芽孢杆菌和肺炎克雷伯菌等，均有不同程度的抑制作用。

甘蔗含铁量丰富，经常食用可防治贫血，还能美容养颜和滋润肌肤。

甘蔗汁能抑制酒精诱导的脂质过氧化反应，对酒精性肝损伤有明显保护作用。

西瓜：放疗者最宜

西瓜是人们喜爱的水果，味甘多汁，是养阴生津、清热解毒的上好水果。

中医学认为，西瓜可以清热、除烦止渴、利小便，常用于津伤、小便不利、咽喉肿痛等。如《日用本草》指出，西瓜可"消暑热、解烦渴、宽中下气。"

胰腺癌患者接受放射治疗后，常出现津液不足、口燥咽干、皮肤干燥等副作用。此时，多吃点甘凉之品，如西瓜，可清热生津，非常有益。可以将西瓜榨汁饮用，每次 200 毫升左右。

对于刚手术后以及化学治疗后的患者，胃肠功能弱，此时饮食常以流质为宜，临床上只要脾胃不是特别寒的，西瓜汁就是很好的流质食物，味道甘甜，患者多能接受。

大 豆

大豆起源于中国，在我国有几千年的食用历史，是主要的油料作物之一，其营养丰富而全面，故有"豆中之王"之美誉。

大豆含胆固醇少，且富含膳食纤维，有降低人体胆固醇的作用。研究证明，大豆具有提高血液中高密度脂蛋白（HDL）含量，降低低密度脂蛋白（LDL）含量、降血脂、防止动脉粥样硬化等作用。

研究认为：大豆含有一种植物雌激素（从异黄酮衍生出的一种无色结晶化合物），对抑制癌细胞的生长起着非常重要的作用。它能破坏癌细胞释放出的促进血管生成的化学物质，阻止生成供给癌细胞养料的新血管，断绝癌细胞的"给养"通路，将其"饿死"。

有研究发现，大豆皂苷可抑制人类多种肿瘤细胞的生长，能通过自身调节增加超氧化物歧化酶的含量，以助清除自由基；同时，对 T 细胞功能有明显增强作用，具有使白细胞介素-2分泌增加、促进 T 细胞产生淋巴因子、提高 B 细胞转化增殖、促进体液免疫功能等作用。所以，经常食用黄豆汤、豆浆、豆腐、豆腐干等，是切实可行的防癌抗癌措施。

大豆蛋白质是来自植物的优质蛋白质，其氨基酸组成接近于人体需要，可以弥补谷物中较为缺乏的赖氨酸。因此，建议平时在饮食中将谷类和豆类一起食用，以期提高整体的利用率。

大豆中含有大量的棉籽糖和水苏糖，不能被人体消化吸收，故大豆食用过多会引起胀气等现象。大豆熟食或磨成豆浆煮沸后饮，胀气会得到缓解。大豆还有补益脾胃、健身宁心的作用，为常人理想的补益品。

大豆含嘌呤较多，过多食用，会加重肾脏的负担。因此，肾脏功能不好，或者尿酸偏高者，不宜多吃。

豆制品

豆腐，古称"黎福"，是中国的一项伟大发明，不但是清朝乾隆帝口中的"天下第一菜"，也适合现代人的饮食结构。

中医学认为，豆腐味甘、性凉，具有益气和中、生津解毒等功效，是保健上品，可用于赤眼、消渴、痢疾等症。

豆腐营养丰富，易消化，含有铁、钙、磷等人体必需的多种微量元素，含钙量尤其丰富。豆腐属于高蛋白、低脂肪类食物，不含胆固醇，具有降血压、降血脂、降胆固醇等功效，为高血压、高血脂及动脉硬化、冠心病等患者的药膳佳肴。

豆腐中含有卵磷脂、镁元素等，以及其他的营养物质，具有抗氧化、抗衰老等作用。

豆腐含有蛋白酶抑制剂，它是一组具有生物活性的功能性蛋白质。现代研究表明：低浓度的胰蛋白酶抑制剂能明显预防致癌基因被激活，降低癌症的发生率，而且，对人体的毒副作用很小。

豆浆是中国人非常喜爱的、男女老幼皆宜的日常饮品，它不仅保留了大豆中大部分营养成分和生理活性物质，如大豆蛋白、钾、镁、B族维生素和大豆异黄酮等，而且美味可口，深受人们喜爱。

现代研究认为：豆浆含有丰富的植物蛋白、磷脂、B族维生素、铁和钙等成分，尤其含有丰富的钙，非常适合于老年人、成年人和生长发育期的儿童、青少年等。豆浆含有寡糖，更易于被人体吸收。长期饮用豆浆可以预防贫血、低血压、血小板减少等疾病。

豆浆中含有多种有利于预防癌症的物质，包括大豆异黄酮、胰蛋白酶抑制剂、凝集素、植酸和皂苷等；与其他豆制品相比，它们在豆浆中均有较好的保存。

研究发现，豆浆是所有豆制品中胰蛋白酶抑制剂残留量最高的食品。我国测定发现：家制豆浆和市售豆浆中，胰蛋白酶抑制剂的残留活性为9％～12％，这对于预防癌症具有一定意义。近几年来，体外实验和动物模型研究均证实：胰蛋白酶抑制剂具有对癌症发生过程的阻断作用及对癌细胞的直接抑杀作用等。

因此，建议大家可以适当多喝豆浆，每天1～2杯，每次300～400毫升。

对于胰腺癌体虚者，用豆浆煮粥食，则较为补益。

坚果类

坚果包括榛子、核桃、杏仁和板栗等，营养丰富，含蛋白质、油脂、矿物质和维生素较高，对人体生长发育、增强体质、预防疾病等，均有很好的作用。

坚果中扁桃仁（大杏仁）是维生素 B_2 的最佳来源，其含量远高于其他坚果。

每 100 克南瓜籽的蛋白质含量高达 36 克，远高于其他坚果。想要补充植物蛋白质的人，可以多吃点南瓜籽。

另外，西瓜籽、榛子、杏仁、葵花籽等蛋白质含量也较高。

黑芝麻含有丰富的维生素 B_1 和维生素 E，具有抗氧化、提高机体抗病能力等功效，能预防慢性病和机体过早衰老。

《新英格兰医学杂志》刊登的研究发现，每天 1 把坚果可补充营养，延年益寿。波士顿的研究人员对 11.9 万名参试者吃坚果的情况进行了长达 30 年的跟踪调查，期间，男女死亡人数分别为 1.1 万和 1.6 万。对比研究发现，每周吃 1 次坚果的人，死亡率降低 11%；每周吃 2～4 次坚果的人，死亡危险降低 13%。

有研究认为，常吃坚果可显著降低女性患胰腺癌的风险。

据美国胃肠病学期刊《消化道》杂志刊登的研究显示，富含硒的饮食有助于降低胰腺癌的风险，富硒的食物包括巴西坚果、葵花籽、鸡蛋、金枪鱼、沙丁鱼等。

斐济人爱吃杏仁，每天三餐必有杏干/杏仁伴食，被誉为"无癌之国"。研究表明，苦杏仁苷能帮助体内胰蛋白酶消化癌细胞的透明样黏蛋白膜，使体内白细胞更易接近癌细胞，并吞噬癌细胞，从而发挥抗癌等作用。

因此，建议在日常生活中，每周食用 50～70 克坚果，平均每天 10 克，相当于核桃 2～3 个，或花生米 8 粒。

栗子：干果之王

栗子又名板栗、毛栗，因富含淀粉、蛋白质、脂肪、B族维生素等多种营养成分，有"干果之王"的美称。栗子具有良好的营养滋补作用，自古以来就被视为保健佳品。

栗子含有丰富的维生素C、不饱和脂肪酸，能防治高血压、冠心病、动脉硬化、骨质疏松等疾病，是抗衰老、延年益寿之佳品。栗子还含有丰富的维生素B_2，常吃栗子对口舌生疮和口腔溃疡等都有一定的帮助。

栗子有健脾补肾等功效，对于脾虚、食欲不振者，可用栗子煮粥或者栗子烧鸡等，味道鲜美，易被大众接受。

对于胰腺癌伴有消化功能弱、腹泻者，可常食栗子。

芡实：补而不峻

芡实，为睡莲科植物芡实的种仁，被誉为"水中人参"，具有"补而不峻""防燥不腻"等特点。

中医学认为，芡实味甘、涩，性平，具有滋补强壮、补中益气、固肾涩精、补脾止泻之功效，尤其对于脾虚泄泻者，可常食。

有研究发现，芡实提取物能够改善心肌细胞缺血情况，提高心室的功能，并减小心肌梗死的面积，这与芡实中含有的活性成分糖脂类化合物有关。

有研究者采用中药芡实合剂对慢性肾功能不全的患者进行治疗，并与西药治疗的患者进行比较，发现使用芡实合剂的患者体内的肌酐和总胆固醇含量分别降低了23％和19％，患者血液中高密度脂蛋白含量提高了 43％。这表明，芡实具有一定的改善血脂紊乱的作用。

对于胰腺癌体虚、贫血者，可用芡实 60 克，花生米 30 克，红枣 10 枚。芡实、红枣、花生米洗净，一起放入锅中，加水熬成汤，用红糖调味即可。此汤调补脾胃、益气养血，尤宜于胰腺癌所致的体虚、乏力、贫血者。

也可用芡实 30 克，扁豆 20 克，红枣 10 枚，洗净红枣，与芡实、扁豆一起放入砂锅中，加水适量，武火煮沸，改文火煮成汤，以适量白糖调味即成。本方可补脾止泻，尤宜于胰腺癌见便溏或腹泻者。

菌菇类

食用菌菇类是近几十年来最被看好的健康食品。日常食用的菌菇类有：灵芝、香菇、蘑菇、平菇、黑木耳、银耳、草菇和猴头菇等，营养价值高，含丰富的蛋白质、各种维生素和矿物质。

几乎所有的菌菇类都具有提高免疫力的功效。各类食用菌中含有丰富的酶及多糖等活性物质，参与人体多种代谢反应，并可提高巨噬细胞的吞噬能力及淋巴细胞、抗体、补体的水平，促进干扰素的产生，从而发挥防癌抗癌等作用。

美国研究发现：香菇、草菇、冬菇和蘑菇等食用菌中提取的多糖物质，如香菇多糖、蘑菇多糖，对小鼠皮下移植性肉瘤有很强的抑制作用；而且，可通过增强动物的免疫功能来抑制肿瘤的发生。

真菌多糖主要存在于真菌子实体、菌丝体和发酵液之中。研究表明，真菌多糖具有抗肿瘤、增强免疫、抗病毒等多种生物活性，尤其在抗肿瘤方面，真菌多糖可通过直接或间接途径来抑制肿瘤细胞增殖，并诱导其凋亡。

黑木耳色泽黑褐，可素可荤，营养丰富，被誉为"素中之荤"。有研究发现，黑木耳浓缩液可促进体液免疫功能，增强机体抗病力，有防癌作用。

中英科学家合作完成的一项新研究发现，黑木耳具有抗癌功效，常吃有助于预防癌症。对我国东北地区的 3 个主要黑木耳品种进行了基因测序，3 种黑木耳表面分别为光滑、部分起皱或全部起皱，但都是野生木耳驯化而来。研究人员从黑木耳的基因组测序分析结果中发现了 1124 个全新的、独立而非重复基因，其中 627 个基因在 3 个品种的黑木耳中均有发现。这些基因可产生具有抗氧化、抗增殖和抗肿瘤等药理特性的生物活性分子。

有研究者研究发现，吉西他滨（胰腺癌常用化学治疗药）和香菇多糖联合用药可协同增强对人转移胰腺癌细胞 AsPC-1 的增殖抑制作用，促进细胞凋亡，香菇多糖能对吉西他滨起到增效、增敏等作用。

香菇中的菌多糖，是具有特殊生理活性的一种物质，也是香菇中最有效的活性成分。科学研究表明，香菇多糖具有显著的抑制肿瘤活性和提高人体免疫功能等作用。

蘑菇提取物具有一定的抗癌功能，并能使人体免疫系统有效地抵御癌细胞侵袭。药用蘑菇还可减少放射治疗和化学治疗的副作用，提高晚期癌症患者的生活质量。它们能激发人体网状内皮系统释放出干扰素，以阻挠癌细胞的生长。

科学家最新研究显示：蘑菇中一种具有迷幻作用的成分"裸头草碱"，可有效降低癌症患者的焦虑情绪。美国加利福尼亚州大学的研究人员对 12 位情绪焦虑的晚期癌症患者进行了测试，每天接受一剂裸头草碱或者维生素烟碱酸。两周后，服用裸头草碱的癌症患者明显感到抑郁和焦急的情绪症状减轻；但接受维生素烟碱酸的癌症患者却并未得到改善。6 个月之后，服用裸头草碱的癌症患者比测试前的情绪有显著变化，且服用裸头草碱并没有副作用。

灵芝，又称灵芝草、神芝、仙草等，素有"仙草"之誉。有研究者探究灵芝乙醇提取物体内外抗肿瘤的活性发现，体外实验表明灵芝乙醇提取物对胰腺癌 SW1990、肺癌 A549、宫颈癌 Hela、肝癌 HepG2、胃癌 MKN45、乳腺癌 MCF-7 均具有抑制增殖的作用。体内实验表明，灵芝乙醇提取物能抑制胰腺癌 SW1990 生长。

灵芝多糖是良好的生物反应调节剂，可提高机体自身防御机制。灵芝多糖参与抗肿瘤的免疫应答，促进 T 淋巴细胞的增殖分化，增强巨噬细胞的活力，提高免疫活性细胞的杀伤力；还能促进蛋白合成，以抑制病灶发展、恶化；提高患者生活质量，延长生存时间，是一种有效的化疗增效减毒剂。

鱼类及海产品

鱼类是优质蛋白质的良好食物来源，含有人体必需的氨基酸，尤其富含亮氨酸和赖氨酸。鱼类还含有较多的矿物质，如钙、钠、钾、镁等；维生素类如维生素 A、维生素 D 等，尤其是海鱼的长链 ω-3 多不饱和脂肪酸等，都对癌症具有一定的预防作用。

鱼油含两种主要活性成分，即二十碳五烯酸（EPA）与二十二碳六烯酸（DHA）。DHA 曾被国内外营养学家誉之为"脑黄金"，DHA 直接参与脑生理活动，对婴幼儿脑细胞发育、神经生长及智力发展有异常重要的作用。

欧洲医学界的报道显示，鱼油不仅对健康人的心血管有良好保健作用，还可作为晚期癌症患者的辅助治疗用药。据英国一肿瘤医院对 200 多名晚期胰腺癌患者所做的临床对照试验结果表明，凡每天口服 2 粒鱼油丸（相当于摄入 1.09 克 EPA 和 0.46 克 DHA）的癌症患者，其"恶病质"体质普遍得到改善，体重增加，生活质量大大提高，并相应延长了存活期。欧洲医学研究人员推测，鱼油中的 EPA 和 DHA 可增强癌症患者的自身免疫能力，抑制体内癌症的发展，故鱼油可推荐为晚期癌症的辅助治疗剂。

因此，癌症患者可适量多吃鱼，每天食用鱼 50～100 克，每周食用 2～4 次为宜。

如鲫鱼肉质细腻，营养价值高，对于部分有胸腹水的患者，可以用鲫鱼赤小豆汤，主治胸腹水。

民间有鳝鱼骨补白细胞一说，有一定效果。可以用黄鳝骨 150 克，猪瘦肉 50～100 克，红枣 6～8 枚，生姜 3 片，水适量，武火煮沸后，改为文火煲 1 小时左右，加入适量调料和食盐，即可。

科学家发现，带鱼的银白色"鱼鳞"中含有一种抗癌成分

6-硫代鸟嘌呤，6-硫代鸟嘌呤同其他抗癌药物配伍，可以治疗胃癌、胰腺癌等多种癌症。

海参，是中国人熟悉的海味珍品。海参中的海参皂苷对某些癌细胞有一定的抑制作用。海参中含有一种叫黏多糖的物质，经试验能抑制癌细胞的生长和转移，故海参也是抗癌的海上珍品。海参常见食用方法，如火腿烧海参，具有补血益精、养血充髓的功效。现在流行食用海参，但因其蛋白质含量很高，因此对于当下的因营养过剩引起的富贵病，包括癌症，要适度控制。癌症患者，如果食用，最好一周内不超过 2 条为宜。

海藻，是生长在海中的藻类，有"海洋蔬菜"之称。现已知有 70 多种可供人类食用，如海带、紫菜、裙带菜、鹿角菜等，其药用价值早在《神农本草经》中已有记载。从氨基酸构成看，海藻蛋白质中蛋氨酸和胱氨酸都极为丰富，一般动物性食品和大豆中的蛋白质却缺乏这两种氨基酸，所以海藻和动物性食品，以及豆类食物搭配食用，既去油腻，又可提高蛋白质的生物利用率。如海带炖肉、黄豆海带汤、紫菜蒸鱼等，被列为是最富营养的高蛋白菜肴。海藻酸钠又称褐藻胶、褐藻酸钠，主要从泡叶藻、海带、马尾藻等海藻类植物中提取获得。研究发现，海藻酸钠具有抗肿瘤作用，其抗肿瘤机制与其促进免疫系统作用有关，海藻酸钠可以通过促进机体的细胞、体液和非特异性免疫的作用，达到抑制癌细胞的作用。

需要指出的是，沿海地区，如浙江、江苏、上海、福建一带，因居民食用海产品较多，加之食用碘盐，使得这些地区的人群饮食中不仅不缺乏碘，甚至碘有过量趋势。因此，对东部富碘的沿海地区，或患有甲状腺肿者，不宜多吃海藻，包括紫菜、海蜇等海产品，甚至要食用无碘盐。

海带又名昆布，含碘丰富，是一味药食两用的食材。《本草纲目》曰："治水病，瘿瘤，功同海藻。"海带具有化痰、软坚、散结等作用，作为传统的防治肿瘤药，临床常用于癌症治疗，有一定的抗癌作用，可治瘿瘤、噎膈、瘰疬、痰核等。研究人员发现，日本冲绳县人食用海带量居日本首位，其癌症发病率也一直是全日本最低。经研究证实，海带中含有 U－岩藻多糖，能够诱导癌细胞自我凋亡，进而起到抗癌的作用。因此，海带又被称为"海洋中的防癌蔬菜"。食用海带可以降低血糖、血脂和胆固醇等，可有效预防动脉硬化、便秘、癌症、老年期痴呆和抵抗衰老等。所以，海带也被称为"长寿菜"。海带含有多种有机物、矿物质和维生素等，有良好的补血功能。应用海带来保健时，可以用海带 500 克，切碎，泡入1000 毫升的酒中，1 个月后去渣，早晚分次服，每次 1 小盅，可软坚散结，适用于淋巴结肿大，以及胰腺癌转移见肿块者。

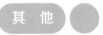

其他

绿茶：减少胰管内皮非典型增生

我国已有 5000 多年的饮茶史。茶不仅是日常饮品，其医疗保健作用也引人注目。

茶叶中主要包括有生物碱、糖类、有机酸、芳香物质、维生素、矿物质等化学成分。茶叶中含有丰富的茶多酚，其可占干重的 20%～35%。茶多酚是以儿茶素为主体的多酚类化合物，是一种抗衰老、增强机体免疫效应的抗氧化剂，不但可以预防动脉粥样硬化和心血管疾病等，而且具有防癌功效。

茶是防癌抗癌佳品，多年来已被各国医学专家所证实。尤其是未经发酵的绿茶，抗肿瘤的效果最显著。

茶的防癌抗癌作用与其含有茶多酚有关。研究认为，茶多酚可减弱自由基对DNA的损伤，防止细胞癌变；有效阻断亚硝胺类在体内形成，以抑制亚硝基化合物的合成；提高机体免疫力；甚至可直接抑制癌细胞生长，杀死癌细胞。

据相关的人群队列研究发现，茶有明显的保护作用。绿茶含有的多酚等化学物质，具有高效抗氧化作用，可减少胰管内皮增生及非典型性增生。

而且，绿茶提取物中的抗氧化物表没食子儿茶素没食子酸酯（EGCG）具有强抗氧化功效，它可以抑制胰腺癌细胞代谢中的一种至关重要的乳酸脱氢酶的作用，进而干扰癌细胞代谢，防止胰腺癌癌变进程、发展及扩散。

建议普通人每天饮茶3～4杯。失眠、溃疡病患者等不宜多饮。同时，还要辨体质饮茶，如属于寒凉体质或寒证，可饮用红茶；属于温热体质者，宜多饮用绿茶；而肥胖病、高血脂人群，宜选用乌龙茶等。

生姜：温中止呕，缓解消化道不适

生姜是姜科多年生草本植物姜的新鲜根茎。中医学认为，生姜具有解表散寒、温中止呕、温肺止咳、解毒等功效，常用于风寒感冒、胃寒呕吐、解鱼蟹毒等。

现代研究表明，姜含有姜辣素、姜烯酮等挥发性物质，对心脏和血管有刺激作用，能引起血管扩张和中枢神经兴奋，促进毛孔张开，增加排汗，可带走体内余热，排除病菌所产生的一些毒素。

实验研究表明，生姜乙醇提取物能显著改善实验家兔的血脂质量，减少动脉粥样硬化性改变。

美国科学家发现：生姜可以杀死癌细胞，胡椒粉可使胰腺肿瘤发生萎缩。这两种调味品有神奇的防治癌症功效。生姜含有一种重要的抗癌物质——多元酸人参萜三醇，它可以降低细胞膜的渗透性，抑制癌细胞的增殖和扩张。

在临床上，对于胰腺癌患者出现恶心呕吐，常可食用生姜帮助止呕。美国学者研究认为，生姜含有一种叫做姜酚的化学成分，它可以抑制和减少消化道那些会引起恶心的氧化物。生姜还可促进血液循环，能温中散寒。

对于胰腺癌见脾虚腹泻者，可用桂圆生姜汤。桂圆干 14 枚，生姜 3 片，食盐适量。桂圆干洗净，放入锅中，加清水浸泡后，再加入生姜、食盐，煮约 30 分钟即成。

四

易导致胰腺癌的危险饮食习惯

合理的膳食结构和科学的膳食行为，是防癌、抗癌、促进康复的重要举措。著名英国肿瘤流行病专家 R. Doll 曾提出，合理膳食可使胰腺癌的死亡率降低 20％。而现代社会，很多胰腺癌患者病情的发生与发展，与膳食结构不合理、烹饪方式不健康，以及摄食行为不当等因素有关。

本章将重点介绍胰腺癌常见的饮食危险因素，避开这些"雷区"，将有助于患者管理好饮食这把"双刃剑"，更好地康复。

肥胖者：胰腺癌的"忠实伙伴"

肥胖症一直是许多国家，特别是发达国家面临的一大健康问题。WHO 报告指出，过量的能量摄入与成人逐渐减少的体力活动之间存在着一种基本的相互作用，饮食习惯不良，如进食多、进食快、喜甜食煎炸油腻食品等，使能量摄入过量；体力活动不足，使能量消耗减少，最终均将造成肥胖。

近几十年来，世界各地的肥胖率急剧上升。据 2015 年英国卫报报道，欧洲各国肥胖危机日益严重，在 15 年内英国近

3/4 的男性和 2/3 的女性将面临超重。爱尔兰更是引领了这一趋势，其在布拉格召开的欧洲肥胖大会上提交的新数据显示，到 2030 年，爱尔兰 89％的男性和 85％的女性将超重或肥胖。

而我国的肥胖发生率也不容小觑。据 2019 年世界著名医学杂志《柳叶刀》的报道，我国平均肥胖率已达 12％。

有研究显示，肥胖会增加胰腺癌的发病率和死亡率，体重指数（BMI）＞25.0 kg/m² 即可增加胰腺癌的发病风险。世界卫生组织指出，各国胰腺癌的发病率差异较大，地区之间的发病率差异明显，胰腺癌的发病率与当地经济水平呈明显的正相关，经济越发达地区，胰腺癌发病率越高。而发达地区的肥胖患病率显著增加，这可能是发达地区胰腺癌发病率上升的因素之一。

高脂食物危害大

无论是逢年过节的炸麻花、炸春卷、炸虾饼，还是传统早餐的炸油条、炸麻团、葱油饼等，或是日常菜肴的水煮鱼、小酥肉、香炸脆皮猪手等，这些深受中国老百姓喜欢的美食都有一个共同的特点，那就是高脂！

食材经过油炸，或者过一道油之后，具有香、嫩、酥、松、脆、色泽金黄等特点，大大提高了食品的风味，令人食欲大增。但这些高脂食物在满足味蕾享受的同时，也增加了多种疾病的风险。科学家研究发现，食物油炸加工过程会产生丙烯酰胺、多环芳烃、杂环胺等多种致癌物。

过去 20 年的许多观察研究表明，脂肪摄入量（主要是饱和脂肪酸）会增加胰腺癌的发病风险。2009 年发表在《国家癌症研究所学报》上的一项研究（由 50 多万美国成年人组成）表明，脂肪摄入量高的人群与脂肪摄入量低的人群相比，他们被诊断为胰腺癌的可能性要高出 23％；摄入饱和脂肪酸越多，影响就越大，摄入饱和脂肪酸多的人群与摄入饱和脂肪酸低的人群相比较，他们被诊断为胰腺癌的可能性要高出 36％。

患病后，如果患者没有意识到高脂食物的危害，继续摄入过量脂肪，无异于继续"踩油门"，会加速复发、转移及恶化等。而且，患者本身胰腺组织结构有异常，摄入高脂食物会刺激胰液及胆汁之分泌，由于局部存在着某些不畅通，胰液和胆汁排泄不畅，很可能轻则诱发疼痛、腹泻，重则诱发黄疸、发热、胰腺炎等。因此，患者饮食宜清淡，要少食高脂类食物，粗茶淡饭最益康复。

特别是康复期患者，我们临床上接诊过的胰腺癌康复期患者因过食肥腻油脂而导致复发、病情加重的，不下几十例。为此，我们曾多次呼吁，引起重视，须切记！切忌！

吸烟：胰腺癌的独立危险因素

近年来，我国居民对吸烟危害的认知水平较过去有所提高，但还是不理想。我国仍是世界上最大的烟草生产国和消费国，成人男性吸烟率高达 52.1％。

烟草暴露是引起恶性肿瘤等多种慢性非传染性疾病的重要危险因素。据报道，吸烟导致我国恶性肿瘤平均潜在减寿年数为 15 年。

说起吸烟提高肿瘤发病风险，人们第一反应就是肺癌。但是出乎大家意料的是，第三版指南明确提出"吸烟也是导致胰腺癌最重要的危险因素之一"。

吸烟与胰腺癌危险性的联系已为国际上公认，1986年出版的国际癌症研究中心论文集《吸烟》，就已将吸烟列为胰腺癌的一个重要发病原因，指出吸烟者发生胰腺癌的危险性约为非吸烟者的2倍。此后，大量的研究又不断提供支持这一结论新的证据。

上海市区一项全人群病例对照研究发现，胰腺癌危险性随每天吸烟量、吸烟年限和累积年包数而显著升高，吸烟指标最高组的胰腺癌相对危险度为非吸烟者的3~6倍。调整相关因素后，男性约25％的胰腺癌病例可归因于吸烟；女性由于吸烟率低，归因于吸烟的胰腺癌病例仅6％。

因此，在一个关于如何预防胰腺癌的建议中，美国癌症研究所写道：戒烟！

我们在临床上也常劝患者戒烟，但有的患者却说：我得的是胰腺癌，又不是肺癌，为什么一定要戒烟？

虽然胰腺并不像呼吸道和肺一样直接暴露于烟草环境中，但烟草的主要致癌成分尼古丁经呼吸道被人体吸收后，可激活体内相关信号通路，调控细胞生长，活化 KRAS 基因，进而诱发胰腺癌。

而且有报道显示，吸烟诱发胰腺癌的风险可随着戒烟时间的增加而降低：戒烟20年后，胰腺癌的患病风险与从不吸烟者的基本相同。总之，胰腺癌的发病风险与累计烟草接触量（吸烟量、二手烟雾接触量等）呈正相关，戒烟是降低胰腺癌发病风险的途径之一。

对于患者，我们不能一边踩刹车（治疗），一边踩油门（吸烟），胰腺癌患者必须戒烟。

在临床观察中，我们也发现很多康复得很好的胰腺癌患者，数年后误以为没有事，忍不住又开始吸烟，一段时间后相关指标就有所反弹，严格控烟后，又复归于控制良好。因此，对胰腺患者来说，戒烟是必须的！

"癌王"专盯"成功人士"

何裕民教授从事癌症治疗 40 余年，他接诊的胰腺癌患者 4000 余例，对胰腺癌的治疗颇有心得。早在 2004 年，在长期与胰腺癌患者的接触中，何教授发现了一个鲜明的职业特点：胰腺癌在企业家、企业高管中易见，或说相当多的事业成功人士在不知不觉中，被凶险的胰腺癌所击中。

在接受相关媒体采访时，何教授分析其缘由，认为主要有两大因素：①企业家、企业高管压力都很重，不会轻松。②由于工作原因，他们应酬比较频繁，肉食、烟酒自然少不了。

压力大，神经绷得很紧，不轻松；加之应酬多，这些都成为胰腺癌的可能危险因素，也使得很多事业成功人士罹患胰腺癌的风险明显增加。

酒肉：胰腺癌的危险因素

第三版指南指出：红肉有可能会增加胰腺癌发生的危险

性。世界癌症研究基金会曾发布一项防癌忠告，其中，"多吃蔬菜、少吃肉"得到了防癌专家的广泛认可。专家建议，饮食应该荤素搭配，以素为主，肉食应该作为配菜。对于爱吃肉的人，每周红肉的摄入量要少于 500 克，我们则主张，控制在 350 克以下（每天 50 克红肉），且尽可能少吃加工的肉制品。

饮酒与胰腺癌的关系虽一直存在着争议。但我们在临床上却非常明确地折射出酒精可以导致胰腺癌的证据。研究表明：酒精可增强胰腺对胆碱能和促胰酶素的反应，从而使胰腺分泌富含蛋白酶的胰液增多，可能促进胰腺癌的发生及发展；另一方面，胰腺溶酶体的脆性增加，导致溶酶体酶更易激活胰蛋白酶，引发胰腺自身的损伤。而临床上，男性胰腺癌患者约半数有过量饮酒史，很多人就是过度酗酒后触发的，则是明证。所以，从第二版指南开始，世界癌症研究基金会就强调"凡含酒精的饮料都是有害的"。这可以说是至理名言，必须严加注意，严格执行，尤其是曾经有过胰腺炎病史，或者过食后消化道不适者。

压力是心理因素，应酬是饮食因素，胰腺作为重要的消化腺，反复受肉类、烟酒刺激，久而久之，胰腺容易出问题。这些都是胰腺癌的加速度、踩油门的"同花顺"连环因素。所以，导致胰腺癌在这些成功人士中高发。

烟熏肉鱼：即使美味，也要少吃

烟熏这种食品加工方式，在民间有着非常广泛的应用，历史悠久。在过去物质不丰富，食物保存方式有限的年代，中国老百姓发挥了自己的聪明才智,通过发明烟熏加工等方式,既可以延长鱼、肉的储存时间,又能够使食物产生独特的观感和风味等。因此,烟熏鱼肉制品深受中国老百姓的喜欢,代代传承。

但是,烟熏鱼肉,虽然美味,却并不卫生,故需要少吃。这是因为在熏制的过程中,会产生非常多的有害物质,如甲醛。在氧气不充足的情况下,烟熏的木材经过干馏后会产生甲醇,甲醇则会进一步氧化成甲醛,而甲醛会在肉制品表面附着。甲醛作为一种有害物质,能够直接和羟基、氨基以及羧基等发生连锁反应,破坏生物体内的各种酶以及蛋白质,导致组织细胞出现变异凝聚,甚至出现细胞坏死等情况。在现有的研究中,已有足够的证据证明甲醛能够致癌。

此外,在烟熏过程中,鱼肉制品中的蛋白质还会在高温条件下生成杂环胺,而杂环胺和癌症的发生有着非常大的关联性。杂环胺之所以能够致癌,是由于在其结构环外存在着游离状态的氨基,这些氨基能够和生物体内的 DNA 发生反应,引起 DNA 变异。

多项研究表明,烟熏鱼肉会增加胰腺癌患病的风险。因此,即使爱吃,也要尽量少吃;并可同时增加饮食中蔬菜和水果等的摄入量。植物性食物富含具有防癌、抗癌作用的营养成分和植物化学物,有助于降低烟熏鱼肉制品中有害物质对胰腺的损伤。

烧烤食物很危险

现在烧烤已经成为一种时髦的生活方式,春暖花开,气候宜人时，约上三五好友，来场户外烧烤，在大自然中享受美食；夏天时，大街小巷到处都是烟雾缭绕的烧烤摊，人们吹着凉爽的夜风，喝着冰啤，撸着烤串，好不逍遥；冬天时，大家转战室内烧烤自助餐，围着烤炉，谈笑间，一起翻动着各式诱人的肉片、海鲜和蔬菜等，又暖和又热闹。

但在美味的背后，隐藏着巨大的健康隐患——这主要是因为烧烤类食物在加工过程中产生了大量的致癌物：如杂环胺和多环芳烃等。杂环胺类化合物经过代谢活化后具有致突变性和致癌性。多环芳烃也具有致癌性、诱变性和致畸性，多环芳烃已被证明会诱发人类癌症，如胰腺癌、乳腺癌、肺癌和结肠癌等。

美国一家研究中心的报道称："吃一只烤鸡腿就等同于吸60支烟的毒性。"常吃烧烤类食品，会大大增加胰腺癌等肿瘤的发病率。

我国肿瘤分布具有明显的地域性，如乌鲁木齐（包括整个新疆）以及内蒙古地区胃癌明显高发，胰腺癌的发病率也较高。很多患者千里迢迢来上海求治，往往第一句话就是"我这个癌，完全是吃烧烤吃出来的，好不后悔！"的确如此！

因此，建议尽量不要吃烧烤类的食物。偶尔吃，要注意避免把食物烤焦，避免食用烤焦的油脂。为防止杂环胺等致癌物对食物的污染，应避免食物与炭火直接接触，最好采用电炉、远红外烘箱等。

五

胰腺癌患者的饮食宜忌

中医学和现代医学都非常重视胰腺癌患者的饮食问题，饮食上也强调：有所为，有所不为。

因人、因时、因地制宜则是中医学的一项基本原则，这一原则不仅贯穿于中医学临床治疗的过程中，也体现在饮食疗法中。自然界四季气候变化，男女老幼生理特点上的差异，不同地区人们生活习惯、饮食结构不尽相同，以至所患疾病、病变特点也不尽相同。因而，临床上，需根据患者的性别、营养状况、体质差异、季节和地域特点等，区别对待，方能取得良好效果。

饮食宜忌

中医学对饮食向来极为重视，《黄帝内经》中有"膏粱之变，足生大丁"之说，即指出饮食不节（尤指进食膏粱厚味）和饮食习惯不健康等，是诱发疾病的因素之一。而发病后，如果吃得不合理，往往又会促进病情进展和加重，甚至出现严重后果。

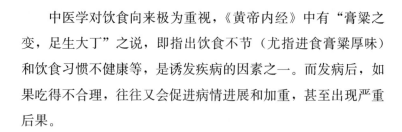

胰腺癌就是典型的"成"也萧何，败也萧何。这里的"成"是指胰腺癌的发生跟吃得太多、太好有关系，而临床上患者病情加重也与一时大意，吃得太多、太好、太凉等因素有关。医生和家属都要反复提醒患者饮食与胰腺癌的关系，提醒患者饮食必须"减负"，少吃一点，尤其是高脂肪、高蛋白、高糖的食物。

这是因为胆管、胰管都开口于十二指肠处。患者原本大多伴有胃肠蠕动障碍，胃与十二指肠易壅塞。吃得太好，吃得太饱，肠内容物增多，消化困难，蠕动更慢，十二指肠也更易壅塞；通过胆管、胰管处时开口会变得更慢，以至于壅塞、梗阻。就像是大马路严重塞车了，支路出来的，要想转到大马路的车自然也通行困难，这样支路（胆管、胰管）一定壅塞得更厉害。胆汁排泄不畅，黄疸易反复，局部手术后的残留组织内常常有残存病菌，会因此趁机兴风作浪，从而出现寒战、高热等。胰管开口处不畅，胰液排泄受阻，一则出现消化障碍，二则可促使富含消化酶的胰液对胰体组织自我消化、破坏，遂可引发心窝下作痛，甚至是剧痛（其实是另一种急性胰腺炎发作）。

有研究显示，总脂肪（特别是饱和脂肪酸）、胆固醇以及过多地从脂肪中获得的热量与胰腺癌发生发展呈正相关。有人通过膳食分析也发现，随着食肉量的增加，胰腺癌的死亡率也增加。孙丽红教授在博士期间的研究也提示：高脂肪、高胆固醇类食物，如甲鱼、肥猪肉、牛肉和羊肉等对本病具有危险性。而增加新鲜蔬菜和水果等的摄入，摄取营养均衡的饮食，并注意保持正常体重，则可降低胰腺癌的患病危险。

还有学者研究了饮食口味与慢性病之间的关联，结果表明，甜味是胰腺癌的首要口味风险因子。在 7 种口味中，"甜"对胰腺癌空间分布的解释能力最强，并且通过了显著性检验。这可能是食用含糖量高的"甜"味食物导致胰岛素大量分泌，使胰岛功能受损，进而增加患糖尿病的风险，而糖尿病与胰腺癌之间的联系密切，因而提高了胰腺癌患病的风险。所以，在治疗和康复期间，患者应少吃含糖量高的食物。

此外，我们从初诊时就千叮咛万嘱咐，一定要注意脘腹部保暖，这个保暖不仅是不要着凉，还包括不要吃凉的食物。我们发现，脘腹部受寒，可能会引起胃肠痉挛性疼痛，加剧原有的术后粘连等病症。

> 我们有个患者康复得很好，冬天就到海南休养。有一天突然肚子很疼，西医医生判断是肠梗阻，患者一下子心理负担就很重。他的夫人打电话给我们，咨询我们的治疗意见。我们就询问患者脘腹部有没有受过凉？果然，追问之下，了解到患者先是喝了一杯鲜椰子汁，紧接着又吃了一盒从冰箱里刚拿出来不久的酸奶后，很快便出现了腹痛。

> 我们给患者用了有温阳散寒、理气止痛作用的中药外敷，过了两三天，患者肚子就不疼了。从此以后这个患者再也不敢吃凉的食物，肚兜也当宝贝一样天天穿着，吃水果也一定让夫人蒸过才肯吃。

胰腺癌患者在治疗及康复期间，饮食应遵循以下原则：
1. "粗" 指的是适当多吃粗粮、杂粮、粗纤维类食物。

2. "淡" 指少食高脂肪、高动物蛋白类食品，以天然清淡果蔬为宜，适当控制盐的摄入量（成人每天摄入量不超过6克）以及添加糖的摄入量（建议每天摄入量控制在25克以下）。

3. "杂" 是指食谱宜杂、广，只要没有明确的致癌性或不利于胰腺癌的康复，均可食用。

4. "少" 是指对食物摄入的总量及糖、蛋白质、脂肪的摄入量均应有所节制。

5. "烂" 是指除新鲜水果、蔬菜外，其他食物均应煮熟、煮烂，特别是老年患者和放化疗治疗中及治疗后的患者，肉类尤其要煮烂，以利于消化。

6. "素" 是指多吃新鲜蔬菜和水果，这些食物富含各种维生素和矿物质等，对胰腺癌的防范和康复，益处多多。

7. "利" 是指素有胆道疾病的人，应适当多吃有通利胆道（利胆）功效的食物，如玉米须、茭白、螺蛳、泥鳅、鲤鱼、荸荠、猕猴桃、山楂、水芹菜、莼菜、芦根、白茅根等。

8. "温" 是指饮食均要温度适宜，不要吃太凉的食物，以免引发腹痛。

9. "12＋3" 其中的"12"指的是晚餐结束和隔天早餐之间应间隔12小时，"3"指的是晚餐结束和就寝之间应至少间隔3小时。患者应遵循"12＋3"的饮食原则，一日三餐按时进餐。

核心是忌高糖、高油食物，同时可以加用胰酶胶囊等，以减轻胰腺负担。

同时避免食用油炸、煎、烤的食物，主要采用清蒸、清炖等以水为介质的烹调。

不吃霉变、变质的食品，避免辛辣刺激、腌制的食物。

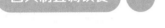

老年患者：胃以喜为补，别限制太多

老年人脾胃功能本即衰退，再加上胰腺病情的影响，手术、放化疗的伤害，脾胃功能更弱。东汉华佗《中藏经》曰："胃者，人之根本也，胃气壮，则五脏六腑皆壮。"脾胃运化水谷，是元气的物质源泉，而元气是健康之本。脾胃弱则元气衰，元气衰则百病由生。脾胃作为人体的气化中枢，不仅饮食的消化、吸收、输布、排泄依赖于脾胃气化，药物的消化、吸收及输布到相应脏腑经络发挥作用，亦有赖于脾胃的气化功能。因此，老年患者的饮食养生以"护胃为第一要义"。

如何"护胃"呢？清代著名医学家叶天士提出"胃以喜为补"。中医认为凡是"胃喜"的食物，一是与病症性质、体质等因素有关，为身体所需；二是易于消化、吸收；三是符合个人饮食偏好。

"胃以喜为补"的意义在于，老年患者，本来胃口和消化功能就不好，对于这类患者，就别限制得太多，以免出现营养供给不足，影响治疗和康复。在饮食养生时，建议他们吃得慢一点，软烂一点。同时要照顾到老人的口味，只有老人喜欢或能接受的食物，营养成分才能被充分吸收。相反，引起老人强烈排斥和反感的食物，既不利于营养物质的充分吸收，也会影响食疗的依从性。所以，家属千万别拘泥于标准食谱，强求患者吃那些所谓的健康食物，特别是患者听了就没胃口的食物。尤其对待那些脾气很犟的男性患者，应适当地顺应一下患者的口味，即使老人想吃一些咸菜、腐乳等，开开胃口，或想吃一块肉，或想吃的食物并不与病情相宜，也不宜完全反对，只是要注意控制这些食物的量即可。正如近代名医张锡纯所说："凡病人酷嗜之物，不可力为禁止"，即使患者所思之物虽与病相反，"亦令少食，此为权变之道"。

当然，对于老年患者来说，有些饮食原则还是要遵守的，尤其需要注意的是：一不能"饮食自倍（过量）"，年纪大的人，消化功能减弱，每次食用量不要贪多。如果吃得过饱，十二指肠内容物增多，消化困难，蠕动更慢，十二指肠、胆管、胰管也更易壅塞，容易出现寒战高热、黄疸、心窝下疼痛等症。二是"食饮者，热无灼灼，寒无沧沧"，食物别过热或过寒。过于热的食物易烫伤消化道黏膜，长期食用过热食物，可致消化道黏膜恶性病变；过于冷的食物，使胃脘受寒，容易引起胃肠痉挛性疼痛，有时也会加重病情。

女性患者：甜食要控制

无论何时何地，巧克力、冰激淋、蛋糕、曲奇饼干等精致美味的甜食对女性的诱惑，绝不亚于儿童。前文，我们也提及含糖量高的甜味食物提高了胰腺癌的患病风险。一项国际生态学研究也表明，糖的摄入量是与女性胰腺癌死亡率最高度相关的环境变量。

那么就有患者疑惑了，尤其是女性患者，以后是不是一点甜食都不能吃了呢？

患者如果没有合并糖尿病等相关疾病，在健康饮食的基础上可以适当吃一些甜食，但要控制添加含糖量多的食物。

添加糖是指人工加入到食品中的糖类，包括饮料中的糖，具有甜味特征，常见的有白砂糖、绵白糖、冰糖和红糖等。添加糖是纯能量食物，不含其他营养成分，过多摄入会增加胰腺负担，不利于康复。添加糖的主要来源有含糖饮料，笔者在超市购买了一些畅销品牌的饮料，根据配方表计算了其中的含糖量，发现一瓶可乐（500 毫升）的含糖量约 50 克，一瓶凉茶（310 毫升）的含糖量约 26 克，一瓶乳酸菌饮品（400 毫升）的含糖量约 58 克，真是不算不知道，一算吓一跳。添加糖的另外一个主要来源是包装食品，如糕点、甜点、冷饮等，一块切片蛋糕（115 克）的含糖量就在 20 克左右。

此外，家庭烹饪时也会使用糖作为佐料加入菜肴中，如红烧、糖醋等，在烹饪时应注意尽量少加糖。患者平时吃含有添加糖的市售食品时，需要关注一下营养成分表，计算一下含糖量。每天的添加糖摄入量尽可能控制在 25 克以下。我们一些爱好甜品的患者，为了同时满足味蕾和健康的需要，自己动手做蛋糕、饼干、咖啡、奶茶等甜品，也是一个不错的解决方案。

合并有糖尿病的患者日常控糖意识比较强，尽量不会摄入含添加糖的食物。他们通常比较关心的是，甜味水果还能不能继续吃？

我们建议胰腺癌合并糖尿病的患者在两餐之间适量食用新鲜水果，每天 100 克左右，且以含糖量较低的水果为宜，如苹果、梨、桃、樱桃、火龙果、柑、柚、草莓等。

男性患者：远离烟酒，少吃红肉

何裕民教授在长期与胰腺癌男性患者的接触中，发现了一个鲜明职业特点：胰腺癌在企业家、企业高管中易见，由于压力、肉食、烟酒等危险因素的长期推动，导致胰腺癌在这类男性患者中明显高发。

这类患者一般文化层次较高，理智，自制力强。患病后，医生把这些饮食危险因素与胰腺癌的关系跟患者讲清楚，多数患者可以认同医生的指导意见。一般在治疗期，他们都能够严格管理自己的饮食，做到远离烟酒、少吃红肉。

不过，需要强调的是，这类患者康复后，往往渐渐开始恢复工作和社交活动。这时万不可麻痹大意，莫以为万事大吉，可以放开吃喝。有些患者存在侥幸心理，好了伤疤忘了疼，在外应酬时，大口吃肉，烟酒不忌，在满足口腹之欲的同时，导致胰腺负担过重，造成很大的危害，有时甚至是致命的！

笔者知道这样一个案例，让人惋惜。

一位患者，在何教授门诊用中药调理得很好。他原来是一家单位的领导，平时应酬就多，得病后拒绝一切应酬，认真配合医生治疗，牢记何教授和我们的嘱咐。后来觉得康复得不错，这位患者就慢慢地恢复了工作。领导嘛，应酬总是难免的，不过他也尽量推辞。有一次，上级单位来检查，要宴请。他在席间喝了几杯白酒，抽了两根烟，吃了两个螃蟹，回家没多久就腹部难受，疼痛难忍，到医院没抢救过来，人就这样走了。这位患者本来康复得已经很不错了，却被这酒肉应酬给夺去了性命，实在是令人惋惜！

另外一个案例也非常有说服力。

本市有一干部，1998 年底发现胰腺癌，没法手术，也没有放化疗，一直中药调理，治疗非常成功。这位官员开始也非常听话。前五六年严格按照医嘱，不应酬，没有沾一点点酒。他误以为 5 年是关卡，关过了，就无大碍了。故第六年后，开始参与应酬了。初起时，还不沾酒。不久，桌上别人就说了，这么多年了，你也应该开禁了，肯定没有关系的，你可以喝点酒了！他禁不住，开始喝点红酒，量很少，然后，没什么感觉。但是，酒一开禁以后，下次就止不住了。所以基本上，三五天他总要喝点小酒，酒量不大。半年以后一复查，吓坏了：胰腺癌肿块原来明显缩小到 2 厘米以下，现又长到 3 厘米了。他慌忙地又来找何教授。被何教授训了一顿以后，重新开始认认真真服药，认认真真控制酒与应酬，现在又稳定下来了。

因此，应酬多，烟酒肉食多，对患者康复绝对无益。要少应酬或不应酬，不要为了口福，伤害了健康，甚至牺牲了生命！

消瘦者：不宜峻补

胰腺癌患者确诊后，由于接受手术、放化疗治疗、心理和癌肿消耗等因素的影响，有些患者表现出体弱的现象，如体重下降、胃口欠佳、食后易腹胀腹泻、乏力倦怠等。此时，患者可适度多吃些易于消化的高热量或动物蛋白类食物，以增加营养，强壮体质。

但也有些患者急于尽快康复，明知吃不下，而且消化吸收不了，硬是各种营养补品一味的"填鸭式"强食。结果不但没起到补益的作用，还表现出腹胀、腹痛等消化不良的症状，使脾胃功能雪上加霜，适得其反！

所以对于这类体弱患者，既不能一味控制饮食，以免加重营养不良，甚至出现恶病质；也不能盲目峻补。何裕民教授提出的饮食原则是以"清补"为主。"清补"有两方面含义：一方面是说饮食要慢慢补，不宜急于一口吃成胖子，补得过多，造成营养过剩也有可能导致复发或者转移，所以强调要细火慢熬，慢慢调补。另一方面就是说不要过于进食高脂肪、高蛋白质、高热量的食物，要注意平衡膳食、荤素搭配。比如1天1两（50克）肉、1个鸡蛋、1～2两（50～100克）鱼，碳水化合物根据每个人的情况摄入，多种蔬菜、水果。烹调方式要使食物易消化、易吸收，这就是清补。

这种清补基本上能满足一个人的生理需求，而且很容易吸收，不至于因为补得太过而导致恶性结果的出现。

胰腺癌伴有糖尿病患者：降糖有助于胰腺癌治疗

糖尿病是常见的慢性病之一，以高血糖为主要特征，其发病机制与胰岛素分泌不足或作用缺陷有关。目前很多研究认为，糖尿病与胰腺癌之间有一定的关系。

一项9万多人长达10年的随访研究发现，糖尿病患者的胰腺癌发病率较正常人明显升高，糖尿病可能是导致胰腺癌的一个发病因素。一项纳入 3 万余人的研究则表明，糖尿病患者胰腺癌的发病率是非糖尿病患者的 2.5 倍。

有研究发现，胰腺癌患者中有 5%～20% 伴有糖尿病，其中 80% 的患者是在同一年中先后发现糖尿病和胰腺癌的。

关于糖尿病患者容易患胰腺癌的机制目前不是很清楚，主要认为与慢性高血糖使得胰岛细胞功能障碍、炎症反应导致细胞凋亡和衰老，以及 2 型糖尿病常合并肥胖等因素有关。

而胰腺癌可以通过多种机制导致糖代谢紊乱，从而引起血糖的升高。

糖尿病患者饮食上宜多食粗杂粮，如荞麦面、燕麦、玉米等，这些食物富含维生素和矿物质，有助于改善糖耐量。

糖尿病患者饮食上应忌精制糖，如白糖、红糖、糕点、蜜饯、甜饮料等（出现低血糖时例外）。当摄入高碳水化合物、低蛋白食物时，如土豆、芋头、山药，可相应减少主食摄入量。

血糖生成指数（GI）是衡量食物引起餐后血糖反应的一项指标。GI 值水平越小则越不容易引起血糖水平的波动。

对于控制血糖的患者来说，建议选择低糖食物（GI＜55）。这些食物在胃肠中停留时间长、吸收率低，葡萄糖进入血液后的峰值低，对控制血糖有帮助。

表 2　部分常见低 GI 食物

主食	小麦面条、通心面、红小豆粥、黑米粥、玉米面粥、马铃薯粉条、藕粉
蔬菜类	茄子、苦瓜、黄瓜、胡萝卜、西蓝花、冬瓜、芹菜、芦笋、番茄、菠菜、生菜、百合干、山药

水果及其制品	樱桃、梨、李子、生香蕉、柚子、梨干、猕猴桃
豆类及其制品	黄豆、鹰嘴豆、黑豆、豆腐干、无糖豆浆
其他类	花生、腰果、混合坚果、莲子、生姜、薏苡仁

数据来源：中国食物成分表标准版，第 6 版/第一册，北京大学医学出版社，2018。

个性化饮食方案：辨证、辨体施食

辨证论治是中医学的一条基本原则，这一原则不仅贯彻于中医临床用药的过程之中，而且也体现在饮食疗法中。

每个人体质不同，疾病证型不同。食物也有各自的性味、归经、功效等。食疗方只有符合辨证、辨体施食等原则，才能发挥辅助治疗的功效。若不对证，则会发生"甲之蜜糖，乙之砒霜"的状况。

笔者曾在门诊遇到一位男性患者，他素嗜烟酒，确诊前应酬较多，体内湿热较重，舌苔黄厚腻，口气重，睡眠不太好，白天容易乏力，易头晕头痛。看诊结束后，他问笔者："我感觉身体很虚，干什么都觉得没力气。朋友来看我，送我了一支野山参，还有一根鹿茸，说这都是野生的，都是好东西，吃了非常补。这两样补品，我怎么吃比较好？每天吃多大量？"笔者听了笑了笑，说："东西都是好东西，可惜不适合你，你本身内热较重，再吃这些大补元气、温补肾阳的热性补品，你的内热就更重了，晚上更睡不着觉，早上起来说不定还要流鼻血，血压也要高了，也更容易头晕头痛。此外，这些大补的参茸还可能会刺激肿瘤的生长。"患者听了，连忙摆手，说："还好先问问医生意见，没想到吃药膳还有这么多讲究，差点就闯祸了。"

在门诊，经常会有患者询问：听说什么食物/药膳很好，我能不能吃？我们也经常跟患者科普，分析他的体质、疾病的特点，该食物/药膳的性味、功效，符合食疗辨体、辨证原则的就可以吃，否则，吃了不但对身体无益，反而有害。

所谓"体"，亦即体质，是指机体在生命发展过程中的某一阶段的生理特性概括。人群中的个体，在其生、长、壮、老、已的过程中，由于受天时、地理、人事等自然因素和社会环境的制约，以及个体自身的遗传和年龄性别等内在因素的影响，形成了个体在机体结构、功能和代谢等诸多方面的特殊性。所以，不同的人体质类型可能不同，同一个人在不同的时期也可以表现为不同的体质特点。这种特殊性包含了机体的正气之盛衰，脏腑功能之偏颇，身心功能是否协调稳定等，从而体现出个体抗邪能力之强弱。

所谓"辨体"，就是将四诊（望、闻、问、切）所收集的一般身体信息资料，借助中医理论进行分析，从而概括、判断为某种性质的体质类型。"施食"，则是根据辨"体"的结果，确定相应的食养方法。辨体是决定具体食养方案的前提和依据，施食则是实施该饮食养生方案的具体手段和方法。

所谓"辨证"，就是将四诊所收集的资料、症状和体征等，通过分析、综合，辨清疾病的原因、性质、部位以及邪正之间的关系，概括判断为某种性质的"证"。"施食"，则是根据辨证的结果，确定相应的食疗方案。同样，辨证是决定食疗方案的前提和依据，施食则是实施该食疗方案以治疗疾病的手段方法之一。"辨证施食"是饮食治疗的基本原则。

辨体、辨证施食是中医营养学的重要特点之一，中医学认为，由于人体阴阳气血的盛衰，体质可有阴阳气血的偏盛偏衰，因而有不同的体质。对于不良体质，通过辨证施食，能调节机体的脏腑功能，促进内环境恢复协调，趋于平衡稳定。

下面是我们对常见的胰腺癌患者 7 种体质给予的饮食建议，可供参考。

1. 气虚体质　常表现为平素语音低弱、气短懒言、容易疲乏、精神不振、易出汗，舌淡红、舌边有齿痕、脉弱。特点是元气不足，适宜食用小米、山药、红薯、马铃薯、胡萝卜、猴头菇、豆腐、鸡肉、鹅肉、鹌鹑、青鱼、鲢鱼、黄鱼等具有补气功效的食品。

中医学认为"气为血之帅，血为气之母"，所以在补气的同时加入补血的食材，往往会获得更好的效果。常见的补血食材有红枣、黑木耳、瘦肉、猪肝、黄鳝、鳜鱼等。

此类患者约占胰腺癌生存者的 20％。

2. 阳虚体质　常表现为平素畏冷、手足不温、喜热饮食、精神不振、睡眠偏多、大便溏薄、小便清长，舌淡胖嫩、脉沉迟。特点是阳气不足，宜适当食用猪肉、带鱼、虾、鸡蛋、核桃、生姜、大蒜、小茴香、胡椒等温性，具有温阳作用的食品，但羊肉等红肉总体上不宜多吃。

此类型在老年男性胰腺癌生存者中占多数，但总体上少于气虚体质者。

3. 阴虚体质　表现为手足心热、平素易口燥咽干、鼻微干、口渴喜冷饮、大便干燥，舌红少苔、脉细数。特点是阴液亏少，适宜食用鸭肉、猪皮、芝麻、银耳、百合、甘蔗、桃子、梨等具有养阴生津作用的食物。

此类在女性胰腺癌生存者中约占 1/3，在男性患者中较为少见。

4. 痰湿体质　常表现为面部皮肤油脂较多、多汗且黏、胸闷、痰多、喜食肥甘、口黏腻或甜，舌苔腻、脉滑。特点是体内痰湿凝聚，适宜食用赤小豆、蚕豆、白扁豆、薏苡仁、芡实、海蜇、鲫鱼、冬瓜、香椿等具有健脾利湿作用的食物。

此类型胰腺癌者常存在着高血脂、糖尿病等基础病，以男性患者为多见。

5. 湿热体质　常表现为面垢油光、易生痤疮粉刺、容易口苦口干、身重困倦、大便黏滞不畅或燥结、小便短黄、男性易阴囊潮湿、女性易带下增多，舌质偏红、苔黄腻、脉滑数。特点是湿热内蕴，适宜食用薏苡仁、茯苓、赤小豆、蚕豆、芹菜、丝瓜、西瓜等具有清利湿热作用的食物。

此类型胰腺癌者也常存在着高血脂、糖尿病等基础病，且有着焦躁、失眠等症状，也是以男性患者为多见。

6. 血瘀体质　常表现为平素面色晦黯、容易出现瘀斑、易患疼痛、口唇黯淡、舌黯或有瘀点、舌下络脉紫黯或增粗、脉涩。特点是血行不畅，适宜食用山楂、油菜、黑大豆、茄子、玫瑰花等具有活血祛瘀作用的食物，以促进血液循环。

此类型胰腺癌者常多年来存在着胆囊炎、胆石症、胆道手术史等基础病或创伤等，以女性患者为多见，表现为瘦削、干瘪、极度营养不良状态。

7. 气郁体质　常表现为平素忧郁面貌、神情多烦闷不乐、或伴有胸胁胀满，多伴善太息，或嗳气呃逆，或咽间有异物感，或乳房胀痛、睡眠较差、食欲减退，舌淡红、苔薄白、脉弦。特点是气机郁滞，适宜食用蘑菇、白萝卜、佛手、淡豆豉、柑橘、柚子、薄荷、玫瑰花、茉莉花、绿萼梅等具有调畅气机、疏肝解郁作用的食物。

此类型胰腺癌者也常存在着胆囊炎、胆石症、胆道手术史等基础病或创伤等，且有抑郁、焦躁等心神不宁状态，以女性患者为多见。

总之，要根据个体不同的性别、年龄、职业，以及以往的饮食习惯与病情等，辨体和辨证饮食，相宜用膳，才能做到科学、合理的饮食。

依时令、地域调饮食

因时制宜

因时制宜，是指根据季节时令等的时间特点及其与内在脏腑、气血阴阳的密切关系来选用适宜的食物。因时制宜，选择合适的食物，既是中医学的一大要旨，也是患者需遵守的一项饮食原则。

四季气候交替，人类适应且顺应自然规律而不可悖。《黄帝内经》主张养生应顺四时而动，如《灵枢·四时气》指出"四时之气，各有所在。"《灵枢·顺气一日分为四时》曰："春生，夏长，秋收，冬藏，是气之常也，人亦应之。"《灵枢·本神》云："故智者之养生也，必顺四时而适寒暑，和喜怒而安居处，节阴阳而调刚柔。如是，则僻邪不至，长生久视。"

● 春季： 调脾胃、 助消化

中医学认为，春天是主阳气升发，气势向上、向外之节气，是生机勃勃、欣欣向荣的景象，有利于人体气、血、津、液之化生及生发，应尽量少食或不食温燥发物，如狗肉、牛肉、羊肉等；应适应肝的条达之性，多食用辛甘发散的食物，如可食用大麦、大枣、花生、香菜、菠菜、豆芽等；如果在早春，要少吃黄瓜、冬瓜、茄子、绿豆芽等寒性食品，多吃些葱、姜、蒜等温性食品，以祛散阴寒之邪。还应适当多吃一些鸡肉、动物肝脏、鱼肉、瘦肉、鸡蛋、豆浆等，以满足人体功能代谢日趋活跃的需要。

时至仲春，可适当进食红枣、山药之类滋补脾胃的食物；少吃过酸或油腻等不易消化的食物；多吃一些味甘性平，且富含蛋白质、维生素和矿物质的食物。这时，正值各种既富含营养又有疗疾作用的野菜繁荣茂盛之时，如荠菜、马齿苋、鱼腥草、蕨菜、竹笋、香椿等，应不失时机地进食。

迨至暮春，气温日渐升高，应以清淡饮食为主，除适当进食优质蛋白质类食物及蔬果之外，可饮用绿豆汤、赤豆汤、酸梅汤以及绿茶等，以防止体内积热。不宜进食羊肉、狗肉、麻辣火锅，以及辣椒、花椒、胡椒等大辛大热之品，以防热邪化火，变发疮、痈、疖、肿等疾病。

● 夏季： 祛湿、 健脾胃

夏季是万物繁茂的季节，阳气外张，气候炎热，酷暑难当。阳气虽生于春却极于夏，而阳旺之时，人体的阳气最易发泄。此时，饮食要清淡爽口，易于消化；少食或不食肥甘油腻之品；切忌贪凉饮冷，注意保养阳气。夏季是一年中人体代谢最旺盛的季节，也是营养及体液等消耗量最大的季节。同时，夏季人的睡眠偏少，休息不好，食欲就不佳。

所以，夏季要注意适当"补充"，其中包括：蛋白质的补充，要常吃些富含优质蛋白质而又易于消化的食品，如蛋类、鱼类及含脂肪少的肉类、豆制品等；维生素的补充，可多吃新鲜蔬菜和水果，如番茄、西瓜、甜瓜、水蜜桃、李子、杨梅等，这些都富含维生素 C；还需多吃些含 B 族维生素的谷类食物。

夏季汗出较多，盐分丢失也多，适当补充盐分是非常必要的。而且，夏季大量饮水会也冲淡胃液，所以做菜时可适当多放些盐。此外，在调味方面，用醋、大蒜、生姜、芥末等酸、辛、香作料，可以起到杀菌、解毒和增强食欲的作用。夏季是炎热的，但在饮食方面，有时"以热抗热"会更好些，比如喝热茶可刺激毛细血管普遍舒张，体温反而会明显降低。

夏天酷热高温，人们喜冷饮，湿气侵入人体，而外湿入内，使水湿犯脾，引起脾胃功能失常，消化功能出现障碍，所以有些患者夏季会出现食欲缺乏、乏力等表现，建议夏季宜多吃健脾渗湿的食物，如茯苓、薏苡仁、赤小豆、山药等。

● 秋季：防秋燥、调饮食

秋季是万物成熟收获的季节，阳气收敛，阴气始生。这个季节的养生应注意收敛精气，保津养阴。饮食上要以养阴清热、润燥止渴、清心安神为主，可选用芝麻、核桃、银耳等有滋润之性的食品。

初秋要平补："秋老虎"颇凶，但要忌冷饮以及寒凉食物的摄入。俗话说"秋瓜坏肚"，对各种瓜类宜少食，以防损伤脾胃阳气。此时，应适当加入白扁豆、芡实、薏苡仁等健脾利湿之品煮粥食用，以助脾胃运化。初秋因为气候炎热和湿盛，再加上胃肠功能经过盛夏的消磨，易致肠道传染病的发生，大量进食各种肉食类，会增加脾胃负担。应选用补而不峻、防燥不腻的平补之品，如鱼、瘦肉、禽蛋、奶制品、豆类以及山药、茭白、南瓜、莲子、黑芝麻、核桃等。患有脾胃虚弱、消化不良的患者，可以服食具有健脾补胃作用的莲子、山药、白扁豆等。

仲秋要润补：在仲秋，人体常出现"津干液燥"等征象，如口鼻咽喉干燥、皮肤干裂、大便秘结等。根据"燥者润之"的原则，可多食用有滋阴润燥作用的食物，如芝麻、核桃、梨、甘蔗、柿子、香蕉、荸荠、橄榄、百合、银耳、萝卜、乌骨鸡、鸭蛋、豆浆等。根据"少辛增酸"和"酸甘化阴"的原则，宜进食带有酸味的食品，如葡萄、石榴、苹果、芒果、杨桃、柚子、猕猴桃、柠檬、山楂等。其中，银耳含有碳水化合物、脂肪、蛋白质以及磷、铁、镁、钙等，具有滋阴、润肺、养胃、生津等补益作用，可用水泡发后，加红枣、梨，炖服，对治疗和预防秋燥有较好的效果；百合也有养肺阴、滋肺燥、清心安神的功效。另外，此时应少吃辛辣食物。

晚秋要滋补：晚秋气温逐渐下降，在加强营养，增加食物热量的同时，要注意少食性味寒凉的食品，并忌生冷。可用1～3个核桃肉（连紫衣）与1～3片生姜同嚼服食，来预防秋季多发的咳喘之类呼吸系统疾病。豆类及新鲜蔬菜、水果均宜多吃。药食兼优的菱角、板栗也是调理脾胃的佳品，它们均含有碳水化合物、蛋白质及多种维生素等，具有补中益气、开胃止渴、固肾益精等功效。对于有冬季进补打算的人来讲，此时是打"底补"的最佳时期，"底补"可用芡实、红枣、花生米炖汤服，或用芡实炖猪肉等。

⋅ 冬季：富癌，宜清补

冬天是万物收藏之季节，阳气闭藏于内，阴寒盛极。故养生活动应注意敛阳护阴，以养藏为本。适宜选用补益作用较强、益肾温阳作用的食物进补，如鸡肉、鸽肉、胡桃仁、芝麻、山药、枸杞子、黄鱼、鲈鱼等。

民谚云"冬令进补，开春打虎"，讲的就是冬令进补的重要作用。现在很多地方盛行冬季进补，吃膏方。

笔者主编的《生了癌，怎么吃》一书中提出，癌有贫富之分。所谓"贫癌"，即生活水平低下、营养不足、卫生条件偏差等因素所导致的癌症（或者与之关系密切的），如阴道癌、食管癌、宫颈癌等；所谓"富癌"，则是与肥胖关系密切、吃得太好、营养过剩的癌症，如结直肠癌、胰腺癌等。

因此，胰腺癌患者冬季饮食不宜过于滋补，主张以清补、调整为主。

在平常的饮食上，还要注意保温、御寒和防燥三原则。

保温：即增加热量的供给，饮食中增加蛋白质的含量，特别以鸡鸭肉、鸽肉、兔肉等优质蛋白为佳。

御寒：指通过饮食以抵御寒冷，人怕冷与体内缺乏矿物质有关，要保证豆、肉、蛋、乳的基本摄入量，以满足人体对钾、钠、铁等元素的需求。对于特别怕冷的人，可以多补充些块茎和根茎类蔬菜，如胡萝卜、薯类等，老年人可适当摄入奶类和豆制品等含钙较多的食物。

防燥：是指通过饮食以防干燥，防止皮肤干燥和口角炎、唇炎等，主要补充富含维生素 B_2 的动物肝、蛋、乳，以及富含维生素 C 的新鲜蔬菜和水果，这正是中医"秋冬养阴"的深刻内涵所在。

饮食的因时制宜原则对于胰腺癌患者来说，虽不像对肺癌、胃肠道肿瘤患者那么急迫和典型，因为后两种疾病时时与外界有着密切交往及互动，但也是很有益的。长期遵循饮食的因时制宜将让胰腺癌患者获益良多。

因地制宜

所谓因地制宜，就是指根据不同地理环境特点来选用适宜的食物。

我国幅员辽阔、地域宽广、气候多样，不同地区由于地势高低、气候条件的差异，形成了各自的特点。《黄帝内经》认为，由于人们居住的地理位置的不同，气候寒、热、温、凉是有区别的。如《素问·五常政大论》说："天不足西北，左（北方）寒而右（西方）凉，地不满东南，右（南方）热而左（东方）温"，"地有高下，气有温凉，高者气寒，下者气热。"

由于人们生活的地理位置和生态环境差别较大，生活习惯、饮食结构不尽相同，人的生理活动、体质倾向，甚至所患疾病、病变特点也不尽相同。因而，进行饮食调补时，必须注意到地理位置的不同，根据不同地域的特点分别配制膳食，是提高食疗效果的重要环节。事实上，不同地区特有的饮食习惯，本身就是当地人们在长期的因地制宜的饮食选择过程中逐渐形成的。

- 西北、东北：天寒多燥，饮食宜多温润

西北、东北地势高，阳热之气不足，气候寒冷，宜多选用温热的食物，以温壮阳气，增加抗寒能力；又北方地势高，且多风燥，易于风燥伤肺，宜多食新鲜蔬菜。

- 东南、西南：多湿热，饮食宜多清凉祛湿

东南地势低，寒冷之气相对较弱，气候温热，宜多选用清凉淡利的食物。南方某些地方地势低下，多潮湿，易于湿困脾虚，会阻滞人体经络，引起肢体沉重、困倦等，饮食菜肴中则宜多用辛辣和具有祛湿作用的食物，如辣椒、薏苡仁、荸荠、冬瓜、丝瓜、赤小豆等。

又如，我国江南一带居民对谷类的消化能力很强，适合于以谷物为主的碳水化合物来源的饮食结构；而北方则更适合于麦类；西北和内蒙古又嗜食畜肉。相较于西方，我国大多数居民对肉类的消化能力要差一些。此外，我国居民更容易接受烹调后的食物，而西方许多国家只作简单的加热，甚至对许多食物推崇"生食"。大多数情况下，中国人对后者只是猎奇时偶尔一试。这些都是地理区域影响生产方式，从而影响到生活方式及饮食结构之故。

近年来，美国的功能医学非常盛行，发展势头良好。功能医学常与营养学联袂，两大学科都强调一个原则：尽可能进食当地时令的新鲜蔬菜、水果及当地出产畜牧业鱼肉类产物，不主张食用反季节食物及非本地食物，且把它作为养生保健与祛疾的一项重要原则。这其实也暗合了中医学的因时、因地制宜等原则。

患癌后，很多患者和家属往往手足无措，急于求医，急于求食，甚至出现病急乱投医、病急乱投食的现象。但由于缺乏科学的饮食指导，很多患者在饮食上往往很盲目，听信坊间传言，由此而引发的悲剧不在少数！

因此，远离饮食传闻，避开饮食误区，接受科学的饮食指导，是广大胰腺癌患者及其家属所急需的，乃当务之急，非常关键！

乱补害死人

中国人之好补，是出了名的。民间好补，可能起自汉唐。宋之名医张子和就曾批判过喜欢滥补这类时弊，乃至成为风尚。他讽刺说：患者明明因医生误补致毙，临死前他还感激医生，说："医师补我！何过之有？"

何裕民教授有一位媒体朋友，有段时间，何教授看病开方时，她常在边上看，想看看这些能治疗癌症的中药到底有多神奇。她经常问导师："何老师，您的药都很便宜呀，连人参这样的补药都很少用。"也常有患者拿了方子去药店划价交钱，交完钱又回来找导师："这么便宜的药能治好癌症？"直到后来效果真的出现了，才比较信服。

人们总是想当然地认为，既然是得了癌症，人一定是很虚的，必须用好药、补药撑着。所以，从一开始确诊为癌症，家人或朋友就开始四处张罗着找补药，人参、冬虫夏草、鹿茸、犀角、麝香等，凡是贵的，都认为是对身体好的，都备着用。事实证明，这些药对癌基本无价值，因为癌症患者未必是虚，而是失调、紊乱等，这都不是吃补药可以解决的问题，也未必是名贵药物所能解决。

20 世纪 80 年代中期，何教授带学生曾做了个实验，给荷瘤（即种植了癌细胞）的实验小鼠灌人参煎浸膏，初期小鼠的活力增加，体能改善。但很快进入衰竭期，肿块长得比对照组快且大，生存期不仅没延长，反而明显缩短。

何以这么好的人参，会帮倒忙呢？其实不难得出结论：多数情况下，人参可加快机体的新陈代谢，表现出饮食改善、体力增加、免疫力提高、细胞代谢加速等。但人参除了刺激正常组织外，对异化了的癌细胞也同样有激活之功。换句话说，在参类，比如生晒参、高丽参、西洋参等的刺激下，正常和异常细胞的活力都被调动起来，好的坏的一起补。其后果，多数情况下是可怕的。因为，癌细胞的繁殖能力本来就大大强于正常组织。乱补的叠加效应绝对是弊大于利的。

打个比方，灾民和强盗同时困于粮食紧缺灾区，这时候如空投粮食，灾民是很难受益的，因为他们肯定抢不过强盗。比照正常细胞，癌细胞就是强盗，它们有超常的生长能力和繁殖能力，如果乱给补药，可能结果适得其反。

因此，只有对于严重贫血的高龄老人或体质的确很弱的患者，我们才会偶尔用小剂量参类药补益一下。当患者情况好转，体质改善，就立即去掉参类补药。

人参、鹿茸等峻补之药可视为癌症"火上加油"之剂，建议患者尽量避而远之，要改善自身体质，自有多种办法，至少可在汤药方中辨证加入其他比较温和的中药，如黄芪、灵芝、沙参、太子参等。

至于犀角、羚羊角、麝香等名贵药物，同样都是好药，但是有明确的适应证，药不对症、药不对病，其害无穷。对此，临床经验教训不胜枚举。

别吃得太好，别吃得太饱

乍一看这个题目，有人一定哑然失笑，这是调侃，哪有此事！其实，这是真实的，且十分重要，是我们的经验之谈，不刊之论！对于胰腺癌及壶腹部肿瘤、胃癌、肠癌、肝癌、胆囊癌、乳腺癌患者来说，这常至关重要，尽管不同癌种吃得太饱、太好的危害不尽相同。

"别吃得太好，别吃得太饱"是至理名言，患者必须严格恪守。

> 患者孙某，胰腺癌保守治疗有 1 年多了，已控制得很好，过年开"荤戒"，中午贪吃了几块红烧肉，下午心下不适，16 点左右疼痛，旋即寒战、发热，急送医院。第二日出现明显黄疸，一阵折腾，总算渡过难关。现在他说再也不敢吃得太好、吃得太饱了！

患者吃得太好、太饱之后，常会出现寒战、高热，发热 2～3 天后出现黄疸，这在中医称作少阳郁热、募原有邪。现代机制则可能与胆道不畅、诱发肠道感染有关，控制常比较棘手。

我们现在有一招，很简单。即出现这种情况，可采取 3 个措施：一方面用西药加强胆道感染的控制；另一方面用中医药疏解郁热、开泄募原之邪；更重要却更简单的一环，是让患者停食固态物 1~2 天，只喝点饮料或水，若热量不足，可用静脉输液方法补足。

这一招是从"医患相长"中获得的。

> 我们有位患者，河南人，胰腺癌手术后总体控制得不错，就是经常出现上述类型的寒战、高热，而且常在饱食之后。由于联系不太方便，此时食欲也差，故有时发热了便停食 1~2 天，居然高热很容易退下。后来转告于笔者，笔者一想，对啊，胆管、胰管都开口于十二指肠处，这类患者本即多伴有胃肠蠕动障碍，胃与十二指肠易壅塞。吃得太好，吃得太饱，肠内容物增多，消化困难，蠕动更慢，十二指肠也更易壅塞，胆管、胰管排泄不畅，易引发高热、黄疸、胰腺炎、疼痛等病症。

道理想通了，预防措施也就简单了！从此以后，遇到患者就诊，我们都会不厌其烦地劝说，别吃得太好，别吃得太饱！尤其是过年、过节，吃进去了就排不出来的，疼了、发热了，就来不及了！

甲鱼断送了性命

人们常常以讹传讹，误认为癌症患者体虚，需大补，食补尤以野生甲鱼为佳。其实，此言大谬也。我们在临床上遇到过许多患者，因过量摄入这些食物后诱发胃脘（胰腺）痛，甚至

2～3小时后出现黄疸而病情恶化。这方面的教训太深刻了。

何裕民教授经常说起一个典型的案例，也是引起他注意这一问题的导火索。

1997年有一个患者，这个患者的名字到今天何教授都记得很清楚——何清侠，是个70岁左右的男性，人高马大的，好食荤肉，患胰头癌，中医保守治疗为主，未行手术、化放疗，3年多非常稳定，全家人十分欣慰。女儿嫁到外地农村，带一只1.2千克的野生甲鱼孝敬老爸。他女儿认为野生甲鱼很"补"，想让老爸好好补一补。当晚蒸熟，老人一口气独自吃下。晚上9点多，患者剧烈胃痛，家属急电于何教授，何教授建议赶紧就近就医。患者第二日出现黄疸，终至不救而亡。

笔者在温州时，也遇到这样的实例。

一位男性患者，家人给他吃甲鱼、鸽子等大补之物，后来病情不仅没好转，反而迅速严重。南京有位老太太，看年龄快80岁了。老太太有一女儿不幸患了胰腺癌，做母亲的都很心疼自己的孩子，到处给女儿买补品来补，光吃补品就花了好几万。老太太还请人到乡下摸野生甲鱼给女儿吃，病情不仅没见好，反而越来越严重。所以说，甲鱼乱补不得！

吃甲鱼吃出问题来的，不仅仅是胰腺癌，也包括其他癌症，特别是消化道肿瘤，几乎每年都会有不下几十例因此而出了大问题。所以，必须管好嘴。

从现代认识来看，这类食物刺激了消化生理机制，短期内诱使胆道和胰腺分泌亢进。因癌肿关系，局部（胆道、胰管、肠道等）本身又有些不畅通，以致诱发胰体分泌的消化酶自体消化周边组织或诱发胆道梗阻，促使病情骤变，趋于恶化。因此，对于这类患者，饮食调整是关键。

大闸蟹似毒蝎

众所周知，南方人很喜欢吃大闸蟹。听何教授说过，有一段时间秋风起的时候，某一天门诊，上午竟然有 4 位患者（胰腺和消化道肿瘤患者）先后述说，都是吃螃蟹出现了疼痛等问题。

螃蟹是高蛋白食物，更不要说它是寒性的，高蛋白很容易引起胆汁和胰腺分泌剧增，本身消化道有病变的很可能引发消化道疼痛，甚至可能送命。

何裕民教授有一位胰腺癌患者，是北方人，大企业管理者。一直以来饮食控制得比较严格，在何教授门诊用中药调理，康复得很好。来上海复查时的一个晚上被送进医院急诊，医生做了一个紧急处理后有所好转了，但所有的检查医生都对他做出一个非常悲观的预测，说你这个胰腺癌区剧烈疼痛，指标也不好，肯定是复发了。和患者一样，何教授也想不通，患者本来一直康复得很好的，怎么就复发了呢？然后何教授细心地问了患者的助手，他的助手回答，昨天有朋友请他吃饭，他一口气就吃了两个大闸蟹。何教授明白是什么原因导致复发了。抓住这个线索以后，何教授就直截了当告诉他，你这次急性疼痛发作，以至于送急诊，就是因为那两只大闸蟹。患者开始还死活不承认，何教授就搬出"肥肥"沈殿霞的案例，她也是胰腺癌，就是一口气吃了几个大闸蟹以后再也没有回来。这个患者对助手说，今后再也不敢乱吃了。

寒食诱发胰腺癌出现肠梗阻

何裕民教授有一位患者，此人当时手术失败，腹部打开后又关上了。患者当时年龄 67 岁左右，由于是一位家庭主妇，没有很高文化。医生瞒着她说，是胰腺炎，其实她是胰腺癌伴周边有淋巴转移，但肝脏还是可以的，无法手术也没有化放疗，之后就一直使用中医药治疗。由于她本人不知道病情，所以没有太多顾虑，当腹部胀气、疼痛这些症状改善了以后，她恢复得特别好，三四年间非常太平。她是杭州人，每年冬天她都要到杭州去，这样五年后一次她又去杭州过春节，期间跟几个老姐妹们一起爬山游玩，非常开心。但从杭州乘火车回上海时，路过嘉兴买了粽子，她把何教授给她的告诫忘了，当时就吃了一个冷粽子，然后就闷着不舒服了。回到上海家里后开始大便不行，疼痛加剧，自那以后，她的肠胃一直没有舒服过，再调整也没用。何教授当时的解释是：既油腻又冷的食物，使得肠道梗阻加剧，并诱发了局部的胰腺炎。

因此，初诊时，我们就叮嘱患者，一定要注意脘腹部保暖，这个保暖不仅是不要着凉，还包括不要吃凉的食物。

远离"甜蜜的诱惑"

随着生活水平的提高，生活方式的西方化，导致人们日常饮食中糖的摄入量明显增加。糖和盐被国外一些营养学家称为"白色毒品"。而"白色毒品"正威胁着人们的健康！

从健康角度来说，人体并不需要摄入任何添加糖。只要有淀粉类食物的供应，人类就不会缺乏葡萄糖。过多摄入糖分，易导致肥胖等，而肥胖已成为导致癌症的"罪魁"。有研究发现，33％的癌症发生在肥胖人群，肥胖将患癌的风险提高了6倍，它是十几种恶性肿瘤发生的潜在隐患。

日本有学者研究发现：平时好吃高糖类食物（即精制甜品）的人，患肿瘤的机会比普通人高4～5倍。一项欧洲研究发现，血糖水平较高的妇女罹患癌症的风险也比较高。无论是空腹血糖还是餐后血糖，都有这种关系。而且，即便身体并不胖，血糖高也会带来很大的癌症风险。这些引起高血糖反应的食物，主要就是精白米面制成的食物和甜品。

大量研究表明，糖的摄入量增加提高了胰腺癌的患病风险。可以说，糖是胰腺癌的"右旋因素"（促进胰腺癌进展的因素）。而高糖的甜品往往还伴随着高脂，如曲奇饼干、月饼、蛋糕等，这更是雪上加霜，高脂和高糖对患者来说都是十分不友好的饮食元素。因此，患者在治疗和康复期间，应少吃甜品。

有个案例非常有典型意义。

此人是某学院的院长，2007 年初确诊，没法手术，也没有化放疗，在何裕民教授处用中医药调理已3年了，仍带瘤生存，比较健康地生活着，且还在继续工作。他长得比较削瘦，因为已经控制3年了，平时在家里，一周去几次学校。近来他很得意，因为世博会期间，在他主持下，学校帮助培养了25 000名志愿者。就在2009年年底时，他召集学校员工开茶话会聚餐时，茶话会上有浓咖啡，浓咖啡上有奶油，是他平素的最爱，但因为生了病，平时在家里被看管得很严，不让他吃。而在单位他是老大，没有人管，因此，他品了咖啡，然后又美滋滋地吃了块旁边的蛋糕，蛋糕上也有厚厚的奶油。结果，吃下去后不久就觉得肚子不舒服，回到家疼痛厉害，晚餐也吃不了。一个电话打过来求救，何教授嘱咐家属及时送医院，当时患者已出现轻度黄疸，调治了多天，才逃脱一劫。

胰腺是人体负责分泌消化酶和胰岛素的器官，高糖、高脂等食物摄入过量，就迅速刺激胰腺、胆囊等，大量分泌消化液，但这些患者本身胰腺组织结构有着某种异常，局部存在着某些不畅通，而且有的人胰和胆管共同开口，胰液和胆汁分泌不畅，很可能轻者诱发疼痛，重者诱发黄疸、胰腺炎等。所以，包括蛋糕类的甜点制品都要特别小心。

胰腺癌患者切忌过食

胰腺癌患者切忌过食。这是何裕民教授反复强调的，它源自沉重的临床经验教训。特别是患者因种种原因，体力或胃口刚刚有所恢复时，一定切忌过多过急进食，且一定不能吃得太饱。

早年，何裕民教授诊治过一位老太，她本身是胆囊炎发展成胰腺癌的，长期不能吃东西，极度消瘦，一直心窝下痛，见东西就想吐。通过保守治疗，借助内服、外敷等，症状大有改善。她始知胃饿得慌，门诊时教授叮嘱过的，只能慢慢来，少量吃点易消化的，不能吃油腻的。老太想吃，老头觉得既然想吃，就炖了个小鸽子，油撇得很干净。很久没有进食的老太一见，胃口大开，狼吞虎咽，一口气吃完，但不到半小时肚子就剧烈疼痛，急送医院，当天晚上就走了。可能是诱发了急性胰腺炎症。老头来复述时痛哭流涕。

其实，这类情况是常见的，因为胰腺癌患者的消化功能本身就很差，长期没进食，功能更退化了，一下子进食，很可能受不了，极易诱发急性胰腺炎，甚至一命呜呼。据何教授介绍，他亲自接诊的这类患者，已不下五六例了，可不慎重乎！

消瘦，可以吃点蛋白粉补补吗

胰腺癌患者体型消瘦的偏多，家属很着急，总想着给补点营养，让患者长胖一点。听了蛋白粉传销的花式宣传，很多家属会问，可不可以给患者吃点蛋白粉？

在何裕民教授早年从事肿瘤治疗时，就发现蛋白粉对肿瘤患者弊大于利。因此，在初诊时，我们就会把蛋白粉在内的禁忌补品和食物，跟患者和家属交代清楚，近些年，门诊胰腺癌患者再也没有出现因服食蛋白粉而肿瘤恶化的现象了。

其实，我们最早是在肝癌患者中注意到这类现象的。肝癌患者大多伴有低蛋白血症，常要补充白蛋白之类。有条件的家庭常每隔1天打1针。我们在观察中发现，频繁补充白蛋白时期，很多患者肝内的肿块就常猛长。也有的肝癌患者食用蛋白粉后出现同样的后果。

类似的情况太多太多了，让我们悟出一点：肿瘤患者最好不要吃蛋白粉。

滥补有害的道理很容易理解，胰腺癌属于"富贵癌"，本即营养过剩所致。而蛋白粉摄入过多则在增强代谢、改善营养的同时，也为癌细胞的快速繁殖，源源不断地输送了营养。两者相取，孰重孰轻？孰危害为大？自是昭然若揭。

炒菜可以放葱、姜、蒜等调料吗

一次门诊，太太看诊完毕，站在一旁的先生开口询问："炒菜可以放葱、姜、蒜吗？我太太经常看微信上的文章，说这个不能吃，那个不能吃，我现在已经不会做菜了。"

互联网、智能手机、自媒体的普及，使知识获取更加便捷，同时也使各种"砖家"信息满天飞，患者和家属因为缺乏专业知识，往往很难鉴别真伪。一次何教授跟患者半开玩笑说，如果把网络上各种肿瘤禁忌食物罗列起来，那患者什么都不能吃了，只能喝西北风……

炒菜时，葱、姜、蒜都是可以放的，不仅可以放，而且都是好东西（生姜和大蒜的作用前文已有详细阐述）。

香葱，在《神农本草经》中即有"葱茎"的记载，具有通气发汗、散寒解表等作用，可用于风寒感冒所致的鼻塞、流清涕、打喷嚏或头痛等症，可与淡豆豉配伍（称葱豉汤），或与生姜、红枣煎汤饮服。

研究发现，大葱挥发油的主要成分为硫化物，占总挥发性物质的 90.45％，具有抗癌、抗基因突变、抗菌、抗氧化、保护心血管、降血压、提高人体免疫和防止衰老等功能。大葱含有丰富的果胶，具有抗癌作用，可明显减少消化道肿瘤的发生。

胰腺癌患者可以吃鸡肉和鸡蛋吗

现在很多癌症患者对鸡和鸭有误解、偏见，认为生了癌症后，鸭是补的，鸡是发的，不能吃。甚至有的患者从此就不吃鸡蛋了，只吃鸭蛋。

鸭蛋、鸡蛋就成分来说，两者并无质的差别。我们在临床上也没有看到因吃鸡蛋而复发的案例，也没有在国内外的正式期刊和学术论文中见到这样的报道。从医学观点上说，患者"忌鸡"的说法是讲不通的。老百姓认为鸡是"发物"，其实，此言差矣。所谓"发"，本意是指过敏体质或过敏性疾病，吃了某些食物，特别是异体蛋白类的食物，很容易诱发过敏。但胰腺癌并非过敏性疾病，故不属此列。

另外，从现代营养学角度来看，鸡和鸭都属于家禽类，两者营养上差异不大。国外和国内的研究资料，都认为鸡是好东西，对癌症一般有益无害。只是强调两点：①适当吃，鸡毕竟也是动物，其蛋白、脂肪含量不低。②饲养场的鸡，少吃为妙。怕有食物添加剂，如各种激素。农民散养的鸡不错。因此，洋快餐的炸鸡等食物还是少吃为好。

新的研究（美国）表明：不主张多吃鸡蛋，每天控制在1个以内（就是说，不必每天1个蛋，更不要每天多个蛋）。因为蛋类本身胆固醇含量较高，而老年患者自身代谢胆固醇的能力有所下降，鸡蛋食用过多，易引起代谢综合征（如高血压、脂肪肝等）的发生。

海鱼、海虾会"发"吗

临床中有很多患者不敢吃海鱼和海虾，认为这些食物是"发物"，吃了会加重病情。

其实前面我们已经介绍过，胰腺癌并非过敏性疾病，所以"海鱼、海虾是发物，胰腺癌患者不能吃"的说法，是没有医学根据的。但是，临床上确实也有不少患者吃了海鱼、海虾会表现出不适，出现腹痛、泄泻等症。这大多是因为患者本身脾胃功能就弱，再经过手术、放化疗的创伤后，其消化功能更弱，胃肠道原本分泌某些消化酶的细胞遭到重创，故对鱼虾的消化吸收能力减弱，食后易诱发胃肠功能紊乱。

> 笔者有一位患者，自小住在海边，素嗜海鲜，患病后做了手术、化疗，再吃海鱼就肚子不舒服，咕噜咕噜叫，腹胀、腹泻，一两次后就再也不敢吃海鲜了，但是嘴巴馋得很。就诊时，患者跟笔者抱怨了这件事，笔者笑笑说，"没事没事，还能吃海鲜，你在吃饭前吃点胰酶片就可以了。"果然，在补充了消化酶制剂后，该患者再吃海鱼、海虾就没有不适症状了。

不仅患者可以食用海鱼和海虾，而且这些食物的营养价值比河鱼等还略胜一筹。而且很多海鱼都富含不饱和脂肪酸，具有很好的降低血脂和预防血栓等作用，非常适合于伴有胆固醇高的胰腺癌患者食用。

茶是解毒良药，喝茶是不是就可以继续抽烟

前面我们强调过，吸烟是目前国际上唯一公认的胰腺癌行为危险因素，约25％的胰腺癌可归因于吸烟。

因此患者必须戒烟！

但有的患者香烟抽了几十年了，不想戒，就跟我们讨价还价：医生，你看我就这么一个爱好，戒了，人生就没乐趣了。医生，我还喝茶，茶解百毒，还能抗癌，我就少抽一点，多喝点绿茶，用茶来解烟毒，这样不就没多大关系了嘛。

每当这时，我们就给患者讲一个真实的故事：

复旦大学肝癌研究所所长汤钊猷院士认识的人中，很多人死于癌症，估计都与吸烟有关。因此，他一再呼吁当前预防癌症，首要的是戒烟，因为约1/3的癌症与吸烟有关。一位某市肿瘤防治办公室主任，汤钊猷院士每次遇到他都劝他戒烟，他回答说："我虽抽烟，但我喝绿茶，可以解掉。"一年后，他患了肺癌。类似的案例，汤院士可以举出很多。

因此，茶叶虽好，也不可存侥幸心理，除高龄老人不可过分强求外，胰腺癌患者应及早戒烟，以免香烟中的致癌物质继

续戕害胰腺细胞。

喝中药期间可以吃白萝卜吗

我国是萝卜的故乡，栽培食用历史悠久。萝卜价廉物美，营养价值甚高，是普通百姓的养生食品。古人这样评价萝卜："熟食甘似芋，生荐脆如梨。老病消凝滞，奇功值品题。"可见古人对萝卜是赞赏有加。

民间俗语说得好："冬吃萝卜夏吃姜，一年四季保安康。"萝卜能增强机体免疫力，并能抑制癌细胞的生长，对防癌、抗癌有重要作用。

时下很多患者认为，白萝卜是"解中药"的，不能吃，此乃一知半解也。中医说萝卜破气，对胀气、对人参类补气药有消解作用，但现在我们明确不主张乱吃人参，不主张乱补，吃萝卜又有何影响呢？相反，它还是一味很好的抗癌药，食用是有好处的。萝卜一身都是宝，临床常用的莱菔子，也就是萝卜子，能调理肠胃、消食化痰、通腑气、消胀满。萝卜叶也有很好的药用价值，能消食理气，适用于食滞不消、泻痢等症。

因此，多吃萝卜，是明智的选择！

冬虫夏草是灵丹妙药吗

冬虫夏草是最受中国老百姓推崇的名贵补品之一。500 克品质上乘的冬虫夏草售价高达 20 几万。那是不是价格越贵，补益效果越好呢？

不见得！明确地说，冬虫夏草的药用价值和它的市场价格是完全不成比例的，不是价格越贵，营养价值就越高。冬虫夏草之所以价高，是由于冬虫夏草生长环境特殊，主要生长在海拔 3200～5000 米高寒地区的高山草甸、高山峡谷中；产地特定，主要分布在喜马拉雅山脉附近；来源独特，是特殊的虫、菌结合体。因此，冬虫夏草的年产量十分有限，但由于人为炒作因素，该药材的市场需求量日益增大，导致市场供求失衡，价格逐年攀升。这直接导致市场掺伪、掺假、以其他虫草混淆品冒充等现象十分严重，直接影响临床用药的安全性和有效性。而且由于为了满足人们对这些补品的追求，导致对这些野生珍奇之物盲目地采挖，一方面使得原本稀有资源越来越匮乏，破坏了人与自然界的和谐；另一方面由于越来越稀有，这些物品的价格进一步被推高，甚至是天价，老百姓根本无法承受，往往是花了大价钱，却让不法商贩从中牟取了暴利。

所以说，不要盲目追求所谓的名贵补品，从各国推荐的膳食宝塔发现，其所推荐的食物都是人们身边很普通的，很常见的食物。只有适合自身的，才是有益的。

如果真的想补虫草，建议大家买市售的"虫草花"，别名"北虫草"（其实是虫草菌丝体，又叫蛹虫草）。20 世纪末，何裕民教授与上海农科院的教授有过合作，曾对培养而成的虫草菌丝体进行过检测，发现有效成分与市售高价虫草相似，价格仅为前者的几百分之一，且不破坏环境（挖虫草肯定破坏环境）。故他建议完全可以用"虫草花"代替虫草。

患者贫血可以吃阿胶吗

门诊时经常听到患者这样问："何教授，我化疗后贫血得厉害，人也没劲，听说阿胶补血效果很好，我可不可以吃呀？"

骨髓抑制是胰腺癌化疗的主要副作用，可出现贫血、白细胞下降和血小板减少等。中医食疗可以益气养血，保护骨髓，减轻化疗的副作用。

说起补血药膳，中国老百姓第一个想起的就是阿胶。阿胶是驴皮经漂洗去毛后熬制而成的胶块，古时以产于山东省东阿县而得名。阿胶应用历史悠久，始载于《神农本草经》，该药具有补血止血、滋阴润燥的功效。

> 阿胶具有补血作用，但服用过多也会出现不良反应。我们都知道，阿胶在山东是特色补品，笔者在山东济南讲座，有观众问，我化疗后贫血，阿胶可以吃吗？还没等我开口，旁边一位女同志就替笔者回答了："阿胶可以吃的，但不能乱吃。我也是贫血，听别人说阿胶补血，就天天吃，吃得太多了，后来出现上火、鼻子出血的情况。"

阿胶虽为补血要药，但阿胶性黏腻，有碍消化，患者多有脾胃虚弱之证，不宜乱用阿胶，否则不仅有助湿生痰之虞，而且每每使功能失调更加严重，出现"虚不受补"的现象。对于兼有血虚的患者，不妨在中药汤剂或药膳中辨证加入补气养血之品，如当归、白术、黄芪、党参、陈皮、大枣等，徐徐图之，更为妥帖。

其实，放在更大背景中考察，中国人好补阿胶是有文化历史因素的。古代蛋白质缺乏，任何蛋白类东西都不舍得丢弃，包括家畜毛皮类的。当时，猪羊皮较普通，被中国人充分化裁为遮风挡雨的衣着类；牛是生产工具，马是战略物质，历史上都严格禁止乱杀，且它们的培养周期长，很慢；唯有驴，既繁殖方便且生长快，家养条件低，唾手可得，故就在驴皮上下功夫，遂有驴皮熬成膏而成为补品之习俗。这就是农耕文化的产物。马皮、牛皮熬成膏，在缺乏蛋白质的情况下相信也会有一定补益作用。但今天是否仍需要，值得思考。总之，别被广告绑架了！

六
胰腺癌不同时期的精准饮食方案

长期以来，专家们对患者的饮食建议往往泛泛而谈，但不同的患者对营养的需求不同，营养计划就需要有针对性。

近些年来，美国国立卫生研究院提出了"精确营养"的概念。简言之，精确营养是专业人士给患者提出有针对性的饮食计划，以帮助患者尽快康复。

陈君石院士在 2020 中国精准营养峰会上强调："精准营养不能只是'空中楼阁'，而是要得到切实的应用。"

何裕民教授多年来一直提倡在给患者中西医结合治疗的基础上，辅以饮食疗法，以提高治疗效果，提高患者的生存期。临床中，他常常根据自己 40 余年的临床治疗、饮食调理的理论和实践经验，对胰腺癌患者不同治疗时期，如手术期、化学治疗（简称化疗）期、放射治疗（简称放疗）期等，提出针对性的饮食建议，患者更愿意接受，疗效也不错。

我们的经验表明：不同时期，如胰腺癌的围手术期间、围化学治疗期间、围放射治疗期间，患者的身体状况和症状有所不同，所以饮食营养的调理原则与方法也不尽相同，应根据病情做合适的调整。

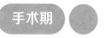

术前饮食要求

原则：确保蛋白质的摄入，控制油脂类的摄入，控制碳水化合物的摄入。因患者胰腺功能较差，最好摄入优质蛋白，同时配合胰蛋白酶制剂等。

胰腺癌患者确诊时多数已为进展期，普遍表现为消瘦、一般情况较差，并且常合并有梗阻性黄疸、糖尿病等病症。同时，患者食欲下降、摄入减少、消耗增加，往往伴有贫血、低蛋白血症、免疫功能下降、凝血功能障碍等。因此，术前应通过肠内和肠外积极给予营养支持，增加氨基酸、蛋白质及维生素的摄入，纠正低蛋白血症、贫血及凝血功能障碍等，以提高机体的免疫功能，从而提高患者对手术创伤的耐受力。

对于合并糖尿病的患者，术前应严格进行饮食管理，以免血糖波动过大。控制每天饮食中蛋白质、脂肪、碳水化合物的含量，其摄入量应分别占总热量的 15％～20％、20％～35％、50％～60％。

有研究表明，对于已存在中、重度营养不良的胰腺癌患者，合理的术前营养支持可有效地改善患者的营养状况，提高机体免疫力，降低术后并发症发生率和手术死亡率。

术后忌大补，饮食宜助伤口恢复

术后由于肿瘤、糖尿病对机体营养的消耗，再加上手术的应激及创伤等，术后应加强营养管理。前瞻性临床研究发现，术后早期经口进食是安全的，提倡早期进食，术后第1天即可给予患者清淡流质饮食。目前，越来越多的临床研究发现，术后早期给予肠内营养，不仅可为患者提供代谢能量来源，而且营养物质与肠黏膜接触，可以促进肠道蠕动，增强肠道免疫功能，防止肠道菌群移位，更为重要的是肠内营养还较少引起高血糖反应。

刚做完手术的患者元气有伤，此时消化吸收功能较差，饮食上忌盲目大补和进食难以消化吸收的食物，如甲鱼、牛肉、羊肉、蛋白粉之类，以免加重胃肠道负担。此时应遵循流质—半流质—软食的顺序，以易消化、易吸收的食物为主，如米汤、豆浆、鱼汤、米糊、蔬菜泥、水果泥、粥、面条等，尤其需要注意家禽蛋白的摄入，每天2个鸡蛋的蛋白未尝不可。

为了促进伤口尽快愈合，组织尽快修复，饮食中可适当食用些有益气养血、收敛功效的食物或药物，如芡实、鸽肉、鸡蛋、太子参、黄芪、当归等，以助气血生长，促进伤口修复。

 化学治疗期

适当控制饮食：可减毒增效

社会上总有一种观点认为化疗对身体损伤很大，要多吃点好东西才能扛得住，其实这个观点是错的。

我们的临床观察发现，患者在化疗期间适当控制饮食，会提高化疗效果，还可以保护胃肠道，减少副作用（这里针对大部分富癌，如胰腺癌，不包括贫癌和营养不良者）。

这就破除了我们传统的执念——"能吃就吃，能补就补"

的说法。因为患者化疗期间大量胃黏膜细胞遭到破坏，你再强塞过多滋补的食物刺激它，吃不下去，只能吐，还会造成损伤，包括会腹泻，甚至加重肝脏负担。

那该如何控制饮食呢？正如前述"胃以喜为补"，对于化疗期患者尤其重要。

化疗期间患者消化功能下降，胃口不好，食欲不振，此时应顺应身体的变化，以胃能承受的、易消化吸收的食物为主，可以给予一些流质、半流质食物。也可以将食物做成匀浆膳形式供患者食用，如可用瘦肉、鱼类、虾和蔬菜等，先洗净、去骨、去刺、切成小块煮熟、鸡蛋煮熟去壳，将所需食物经过加工、煮熟后混合，加适量水一起搅匀，待全部呈无颗粒糊状再加少量盐、植物油边煮边搅拌，再煮沸 3～5 分钟后，即可食用。这样既补充了营养，增强了对化疗的耐受力，又易消化，且不增加患者进食负担。

如果患者胃口特别差，无法经口进食，可以通过肠外营养形式，保证获得充足的营养，增强化疗效果。

化疗后的患者，脾胃功能尚处于恢复阶段，患者常有胃肠功能障碍，出现胃口差、没有食欲等表现，硬补只能加重胃肠负担。所以，饮食也应以清淡、易消化、易吸收为主，切莫勉强进食。

"轻断食"：可能更好

新近的观点认为，化疗期间实行"轻断食"可能效果会更好。我们临床试了 10 多例，患者普遍反映效果很好，不仅化疗的反应——包括呕吐等消化道症状，疲乏无力等，也包括血细胞减少等都有明显趋弱，而且，长时间评估化疗效果也不错。

实施方法很简单，在化疗前1天（明天化疗，今天开始）及化疗当天，尽可能禁食，只补充水之类的东西。其理论基础是：由于禁食，正常细胞启动生理反应，会本能性回缩，躲藏起来，以减少营养，保护自身；但肿瘤细胞却相反，一旦营养供应不上，便极度膨胀，拼命地想掠取更多营养。故此时化疗，杀死的主要就是癌细胞，而对正常细胞却损伤很小。这理论解释是有一定道理的。至少，我们在临床上，不管是胰腺癌、肠癌、卵巢癌、肝癌等都试行了数例，初步评估，都有一定效果，故可推广。

保护脾胃功能，粥补为佳

健脾养胃，食粥最佳。清代黄云鹄在其《粥谱》中谓粥"于养老最宜：一省费，二味全，三津润，四利膈，五易消化"，对粥类大力推崇。金元四大名医之一的张子和十分倡导食粥和胃养生一法。南宋诗仙陆游，深受张子和浆粥食养经验之影响，吟有一绝："世人个个学长年（长寿），不悟长年在目前；我得宛丘（张氏居宛丘，故有别号"宛丘"）平易法，只将食粥致神仙。"

何裕民教授临床治疗肿瘤过程中，强调"调理脾胃为第一要义"。因此他也擅长于用食疗粥作为胰腺癌治疗的辅助方法，认为患者化疗后，经常食粥是保养脾胃、增加营养、提高免疫功能的重要举措，临床疗效也甚好。

患者可以根据不同的症状，运用不同的中药食材，制成相应的食疗粥。粥在制作时，应注意水应一次加足，一气煮成，才能达到稠稀均匀、米水交融之状态。若配方中有不能食用的中药，则可先将中药煮取汤汁，再加入米中，煮粥。

多饮水

在调整饮食的同时，注意适当多补充水分。化疗期间饮水量要比平时更多些，这样能保证肾脏功能的正常运转和促进药物的代谢及排泄，减少对人体的损伤。一般可通过观察尿量来判断饮水量是否足够，如果每天尿量不足 2000 毫升，提示患者饮水量不足，应及时补充水分。

食疗推荐方

莲子粉粥

食材：莲子粉 20 克，粳米 100 克。

做法：共煮，成粥，食用。

功效：莲子可补脾止泻、养心安神。胰腺癌患者伴有心悸失眠、腹泻等症状，可食用莲子粉粥。

薏苡仁粥

食材：炒薏苡仁 50 克，粳米 100 克。

做法：煮成粥，食用。

功效：薏苡仁有健脾渗湿、和胃止泻、抗癌肿等功效，此外，还有增强免疫力和抗炎等作用。薏苡仁油对细胞免疫、体液免疫等也有促进作用。胰腺癌患者可常食薏苡仁粥。

黄芪粥/党参粥

食材：黄芪或党参 15 克，粳米 100 克。

做法：先用黄芪或党参煎取汤液，以此汤液煮粥，食用。

功效：黄芪和党参均是补气良药，也是中药方中常用的抗癌中药。患者由于疾病的影响，体质较弱，肺脾虚损，气虚者也较为多见，可以食用黄芪粥或党参粥，以补益肺气、健脾养胃。

◆ **虫草花煲粥**

食材：虫草花 30 克，鸽子 1 只，粳米 100 克，盐适量。

做法：虫草花洗净，备用；鸽子，洗净，去皮（怕油腻）；粳米与鸽子先煮 1～2 小时后，放入虫草花，再煮 15～20 分钟后放入盐调味即可。用虫草花煲鸽子时，鸽子等可以先煮，但虫草花不要煮太久，烹饪时间过长会影响虫草花的口感，破坏香味，还会损害营养物质，并且在汤煲好后调味的时候，尽量不要放味精、鸡精这类增鲜的调味料，因为虫草花煲汤本身就很有鲜味。

功效：虫草花性平，性质平和，对胰腺癌患者而言，食用虫草花有多方面收益：既营养丰富，又味美上口，且有益于手术恢复及抗癌等。

◆ **陈皮萝卜丝粥**

食材：陈皮 9 克，白萝卜丝 50 克，粳米 60 克，食盐少许。

做法：用陈皮与粳米煮粥，煮熟后去陈皮，加入白萝卜丝再稍煮片刻，加食盐少许调味，早、晚餐服用。

功效：此方具有降逆止呕、健脾顺气的作用。伴有呕吐、呃逆、腹胀者可首选此粥。

对于胰腺癌患者来说，放疗一般不是主要方法，因为胰腺周遭结构致密，重要脏器多，放疗很可能殃及池鱼，出现不少难以消解的副作用。但如果胰腺癌用传统方法（包括中医药外敷等）依然有止不住的剧痛，那可以采用放疗方法。放疗期间，也有很多需要注意的。

津伤液亏，别"火上浇油"

放疗常常会损伤人体津液，患者会出现津液不足、口燥咽干、咳嗽少痰、皮肤干燥等副作用。此时，宜多喝水，并可多食一些清热生津的甘凉食品，如白木耳、百合、绿豆、白茅根、芦根、石斛、绿茶等，白茅根、芦根以新鲜为佳。也可以选用新鲜果蔬榨汁饮用，如甘蔗、荸荠、梨、莲藕、西瓜、黄瓜、番茄等。

放疗期间，禁食辛辣食物，忌吃辛温助热的食物，如狗肉、羊肉、龙眼、荔枝、红枣等，以减少对津液的损耗。

多摄入富含维生素 C 的食物

维生素 C 有助于预防放疗的副作用，因此，放疗期患者宜多摄入富含维生素 C 的食物。维生素 C 主要来源于新鲜蔬菜和水果，如茼蒿、苦瓜、白菜、豆角、菠菜、土豆、韭菜等的蔬菜，以及酸枣、草莓、柑橘、柠檬等水果。

不建议大量摄入化学合成的维生素补充剂，应尽量地从新鲜食物中摄取维生素 C。对此，自行制作的果蔬方特别推荐（可参见本书第 158 页果蔬方内容）。

适当补充一些红景天制剂

对于胰腺癌的放疗患者来说，也可以补充一点红景天制剂，包括红景天提取而成的相关保健品等。相关研究表明，红景天是有一定的抗辐射功能。

食疗推荐方

◦ 百合羹

食材：百合 20 克，银耳 10 克，红枣 5 枚或生梨 1 个。

做法：百合和银耳事先泡发，梨切成小片，将这些材料放入锅中，加入适量水，蒸 1 个小时，即可。

功效：本方具有养阴、生津、补气、养血等作用，可以在一定程度上缓解因放疗引起的口干、皮肤干燥等症状。若嫌口味太淡，可少许加点冰糖，但不加更好。

◦ 芡实百合汤

食材：百合 30 克，芡实 50 克。

做法：百合剥瓣洗净，芡实淘净，也可以加入少许粳米，共入一锅内，加水以文火煮熟，即可。

功效：本方有益胃厚肠、补气护腹等功效，可以一定程度上缓解该部位放疗带来的腹痛、腹泻等副作用。

◦ 双白饮

食材：新鲜的白茅根、白芦根各 50～100 克。

做法：洗净，用温水浸泡，煮沸 10 分钟后当茶饮。

功效：可滋阴、清肺、解毒、防范放疗辐射。这是何裕民教授临床常用养生方。

◆ **铁皮枫斗茶**

食材：铁皮石斛4～6克。

做法：沸水泡，稍凉后饮用。

功效：铁皮枫斗，属石斛的一种，含石斛多糖、石斛碱、石斛胺等。有一定的抑制肿瘤、消解放疗毒素等作用，故可在放疗期间饮用。

◆ **红豆绿豆羹**

食材：红豆50～100克，绿豆50～100克。

做法：洗净，浸泡10分钟，剔除杂质，倒入锅中，锅中倒入适量的水（2000～3000毫升），文火炖煮约1.5小时，火力不宜太大。

功效：绿豆可清热解毒、中和放疗的毒素，但性偏寒凉；红豆补益气血，和胃益肠。两者一起，有助于放疗患者的调补。

◆ **银耳藕粉羹**

食材：银耳25克，藕粉10克，冰糖适量。

做法：银耳泡发，撕成小块，加适量清水和冰糖炖烂成汤汁，将汤汁冲入藕粉即可。

功效：此方有补肺益气、养阴润燥、清热安神的功效，可提高机体免疫力，以及增强对放疗的耐受力。

七

胰腺癌对症治疗的精准饮食调理

临床上，胰腺癌患者会出现各种不适症状，如贫血、白细胞低下、发热、食欲缺乏等，这些身体不适严重影响了患者的生活，降低了患者的生活质量，影响机体康复。

我们根据多年的临床实践，在给予患者中药调整的同时，积极配合饮食疗法，常获佳效。本书所列的饮食建议，有的就是患者自己的经验之谈，或许更能说明问题。在此推荐给大家，供参考。

严重贫血

饮食原则

（1）坚持选用含铁丰富的食物：畜肉、禽肉和动物内脏等含血红素铁丰富，铁吸收率高；大部分蔬菜、谷物、豆类中的铁，主要为非血红素铁，吸收率较低，如菠菜中的铁只能吸收2%左右。因此，补铁应以增加畜肉、禽肉及其内脏等动物性食物为主。黑木耳、紫菜、黑芝麻等非动物性食物含铁也很丰富，可增加摄入。

其实，对于严重贫血者，还有个饮食调理的好方法，何裕民教授临床屡试屡验：对那些不忌讳吃鸡血、鸭血、猪血的患者，主张他们常吃，烹饪方法很多，可以多放点生姜、大蒜类，既可以解决补铁问题，又美味可口；而鸡（鸭）血、猪血里的铁质，人体容易吸收，且没有服用铁剂致胃脘不舒服的感觉。可能唯一担心的是鸡（鸭）血、猪血的食品安全及健康问题。但如果其食材是安全的，应该是不错的选择。

（2）多选富含维生素 C 的食物：蔬菜中的铁虽然吸收率相对较低，但由于维生素 C 可促进铁的吸收，也应适当补充。水果中除维生素 C 外，枸橼酸、果糖等也有助于铁的吸收，可随餐饮用鲜榨果汁，或进食新鲜水果等，以促进铁的吸收。

饮食禁忌

减少摄入对铁吸收有影响的食物：食物中的植酸盐、草酸盐、磷酸盐、碳酸盐、钙、锌等都会影响铁的吸收；茶叶中的鞣酸和咖啡、可可中的多酚类物质也会影响铁的吸收。应避免上述食物与富含铁的食物同食，建议在餐后 1～2 小时后再饮茶；或者将蔬菜先在水里焯一下，去掉草酸等物质后，再烹饪。

推荐食谱

◇ 猪血炒紫菜

食材：猪血 250 克，紫菜 30 克。

做法：同时放入铁锅炒熟调味即可。

功效：注意配合服用胰酶肠溶胶囊，因为摄入猪血等动物之品，需加强胰酶分泌以促进消化。如果不忌讳大蒜味，可以加用大蒜，既可以调味，又可以补益气血，且帮助抑杀癌细胞。

◇ 当归枸杞猪肝汤

食材：当归、枸杞子各 15 克，猪肝 60 克。

做法：煮汤调味服食。

功效：如果患者能够接受姜黄的味道，也可以加放些咖喱粉，调味的同时，又可以补益气血，帮助抑杀癌细胞。

◇ 鸡（鸭）血汤

食材：鸡（鸭）血 150 克，内酯豆腐 150 克，葱姜末、黄酒、鲜汤、盐、味精、青大蒜、麻油各适量。

做法：鸡（鸭）血洗净后切好，内酯豆腐切小块焯水。用葱姜末炝锅后，加入鲜汤后放入鸡（鸭）血、豆腐、盐、味精等，为了除腥，也可放入少许黄酒，烧开后撇去浮沫，装盆时撒上青大蒜段并滴入适量麻油，即成。

◇ 木耳枣肉汤

食材：黑木耳 10 克，大枣 15 枚，瘦猪肉 60 克。

做法：共煮汤调味食用。

功效：有补益气血、改善严重贫血状态。

◇ 黑豆大枣汤

食材：黑豆 50 克，桂圆肉、大枣各 20 克。

做法：水煎煮熟调味食用。

功效：可养血安神，缓解严重贫血的问题。

◇ 花生红枣汤

食材：连衣花生 200 克，红枣 50 克。

做法：将红枣、花生同放锅中，加水适量煮至花生烂熟即可，吃红枣、花生，喝汤。

功效：本方是补血养血名方，可辅助治疗贫血。

 白细胞低下

饮食原则

（1）为增强机体免疫力和抗感染能力，日常生活中应摄入充足的能量和蛋白质。患者能量摄入以满足机体消耗、维持正常体重为宜，蛋白质的供给量要充足，以优质蛋白质为主。

（2）白细胞低下的患者机体抵抗力差，应给予清洁卫生的食物，避免因进食不洁食物引起感染。日常饮食宜细软、少渣、清淡、易消化。

（3）应注意补充富含维生素 A、维生素 E、维生素 C、微量元素锌和硒的食物，以增强机体抗感染能力和免疫能力。

饮食禁忌

少食或忌食辛辣、刺激性、油腻、煎炸、干硬等食物；带骨头或刺的食物，要小心食用。

推荐食谱

◇ 花生山药汤

食材：花生米、山药各 30 克，枸杞子 15 克。

做法：煮汤调味食用。

功效：花生健脾养胃、补益气血；山药健脾益气；枸杞多糖不仅是一种调节免疫反应的生物反应调节剂，而且可通过神经-内分泌-免疫调节系统发挥其抗癌作用，枸杞多糖能明显提高吞噬细胞的吞噬功能，提高淋巴细胞的增殖能力。本方常服，有一定的提高血液白细胞数量的作用。

◇ 黄芪杞子饮

食材：黄芪 15 克，枸杞子 10 克。

做法：泡茶饮。

功效：本方有提高机体免疫力、补血和升高血液白细胞等作用。

◇ 刺五加粉

食材：刺五加。

做法：研为细末，每次 5 克，温水送服。

功效：研究认为，刺五加根的提取物对动物实验性的移植瘤、药物诱发瘤等都有一定的抑制作用，还能减轻抗癌药物的毒性。对升高白细胞和嗜酸性粒细胞数等均有一定的作用。

◇ 鳝鱼骨头汤

食材：黄鳝 500～1000 克，姜、葱、料酒适量。

做法：黄鳝剔除肉后，剩骨头 100～150 克，捣碎，可添加红枣、姜、葱、料酒等调料，炖煮，喝汤汁，对提升白细胞能够起到一定辅助作用。

功效：黄鳝性温，微有温补之功。民间对一些恶性肿瘤化疗期间白细胞减少者，常用此方法调补。何裕民教授观察此现象近 40 年，试用者不少，反馈意见效果不错。

血小板减少

饮食原则

（1）宜适当多食富含优质蛋白、维生素和微量元素的蛋类、奶类、瘦肉、鱼、豆类，以及新鲜蔬菜和水果等。

（2）中医学认为，血热则妄行，出血属热者，宜选用性偏寒凉的食物，如荸荠、莲藕、荠菜、梨等。

（3）属久病气虚、神疲乏力者，食疗中可常用黄芪、红枣、山药、花生米、枸杞子、桂圆肉、党参、墨旱莲、羊骨、核桃仁、葡萄干等药食两用之品，煲粥、煨汤或煎汁等均可。

（4）还要注意是否存在隐性出血情况，特别是十二指肠附近。胰腺癌患者常常存在着十二指肠隐性出血，需及时加以纠治。而对这类情况，饮食一定强调要软，不能硬；进食速度不能快，要细嚼慢咽。而且，黏腻的糯米之类要特别小心，以免诱发胃肠梗阻之类意外。

饮食禁忌

少食或忌食辛辣刺激性、油腻、煎炸、干硬的食物；带骨头或刺的食物，要小心食用。

推荐食谱

◈ 仙鹤草粟米粥

食材：仙鹤草 30 克，粟米 100 克。

做法：将仙鹤草洗净，放入砂锅内，加水煎煮 30 分钟，去渣留汁。粟米淘洗干净，放入砂锅，视药汁量可再加适量清水，武火煮沸，改用文火煨煮至粟米酥烂即成。

功效：此方可收敛止血、补虚止泻。适用于胰腺癌兼有血小板减少患者，对兼有神疲乏力、腹泻者尤为适宜。

◇ 黑木耳花生衣羹

食材：黑木耳 30 克，花生衣 20 克，红枣 5 枚。

做法：将黑木耳、花生衣分别用冷水泡发，食材清洗干净，一起放入砂锅，加水适量，先以武火煮沸，改以文火煨炖 30 分钟，待黑木耳煨炖至酥烂即成。

功效：此方可补气、养血、止血。适用于预防和治疗血小板减少引起的各种出血症。

◇ 红枣羊胫骨糯米粥

食材：羊胫骨 1～2 根，红枣 20 枚，糯米 100 克。

做法：先将羊胫骨洗净敲碎，放入砂锅中，加入适量水，煎煮 2 小时，去骨，取汤汁。将淘洗干净的糯米和去核的红枣一同放入羊胫骨汤中，先用武火烧开，再转文火煮成稀粥，调味后即可食用。

功效：此方具有补脾养血、补肾强筋骨、止血的功效。对血小板减少的癌症患者，也有补益作用。

◇ 白茅根藕节煎汤

食材：取鲜白茅根、鲜藕节各 60 克。

做法：将白茅根洗净、切断，将鲜藕节洗净、切片，与白茅根同入锅中，加水适量，煎煮 60 分钟，去渣取汁，上、下午分服。

功效：有清热凉血、收敛止血的功效。对血小板减少而见下半身出血的胰腺癌患者，有较好的纠治作用。

肝功能异常

饮食原则

（1）胰腺癌肝损伤患者饮食宜清淡、易消化，不应过食油腻、厚味及浓烈之品。脂肪摄入过多，会加重肝脏负担；另一方面，患者也常常不能耐受高脂饮食，摄入后容易引起脂肪泻；厚味及浓烈的调料等也不利于肝脏修复。

（2）蛋白质是肝细胞再生、肝功能恢复所仰仗的主要原料，但过量蛋白质摄入也会加重肝肾负担。因此，应适量选择富含必需氨基酸、种类齐全、产氨少的蛋白质；特别要多供给鱼、虾、鸭、去皮鸡肉、奶类、大豆、玉米、小米、糯米、花椰菜、小红枣等支链氨基酸多的食物；甲硫氨酸（蛋氨酸）、胆碱、卵磷脂称为抗脂肪肝物质，因此，需每天供给适量的动物性蛋白和甲硫氨酸（蛋氨酸）食物，如瘦肉、蛋、鱼、豆类及其制品等。

（3）患者的能量供给应以碳水化合物为主，碳水化合物不但有节氮作用，还可促进肝脏利用氨基酸修复肝细胞。富含碳水化合物的食物，如软饭、面条、藕粉、南瓜、马铃薯、红薯、芋头、山药、百合等。

（4）维生素对肝细胞的解毒、再生和提高免疫力等方面有特殊意义，一些抗氧化营养素，如维生素 E、维生素 A、维生素 C 等有保护肝脏免受损伤的作用。因此，建议多吃富含维生素的新鲜蔬菜和水果。

（5）宜常服虫草花之类的食物。虫草花含很好的保肝抗肿瘤成分，且味美可口，价格不高，加工（烹饪）方法众多，炖、煮、熬汤、烧、炒、凉拌等均可，泡茶也行。改变各种吃法，长期服用，有改善肝功能之效。

饮食禁忌

（1）酒精有损肝细胞，应戒酒。

（2）严禁暴饮暴食，忌油腻食物，忌肉汤等，因肉汤含较多脂肪和蛋白质的水解物，如嘌呤、肽等，可刺激胃液分泌，增加心、肝、肾脏的负担。禁食煎炸食物，以免损害肝实质细胞。

（3）肝功能异常者，应限制蛋白质的摄入，特别是富含芳香族氨基酸的动物性食物，如带皮鸡肉、猪肉、牛肉、羊肉、兔肉等。

（4）忌胡椒粉、辣椒等辛辣刺激性调味品。

推荐食谱

◆ 枸杞子粥

食材：枸杞子 30 克，粳米 50 克，红枣 5 枚。

做法：加水适量煮粥食用。

功效：药理研究表明，枸杞子有降血脂、恢复肝功能和促进肝细胞再生的作用，对肝损伤有修复作用；红枣富含多糖、黄酮、环磷酸腺苷、齐墩果酸、熊果酸、生物碱等多种活性成分，具有保护肝脏、抗炎、免疫调节、降血糖等多种功能。此药膳方可健脾补肾、保护肝功能。

◇ **鸡骨草煮鸡蛋**

食材：鸡骨草 30 克，鸡蛋 1 个。

做法：鸡蛋清洗干净，清水煮沸，放入鸡蛋煮 6 分钟，拿出过凉水，敲裂蛋壳备用。将鸡骨草清洗干净，放入砂锅内，加适量清水，武火煮沸后，放入煮好的鸡蛋，文火炖 30 分钟即可，吃蛋喝汤。

功效：鸡骨草具有很好的护肝作用，对化学性和免疫性肝损伤均有保护作用。

◇ **黄芪灵芝煲鸡肉**

食材：黄芪 15 克，灵芝 10 克，瘦鸡肉 100 克。

做法：黄芪、灵芝洗净，放入砂锅内，加适量清水，武火煮沸，转文火再煮 45 分钟，去渣取汁。鸡肉洗净切丁，放入药汁中煮熟调味即可，吃肉喝汤。

功效：黄芪能促进机体代谢、促进血清和肝脏蛋白质的更新，有保肝、降血脂、降低血糖、降血压的作用，还能增强和调节机体免疫力，可提高机体的抗病力；灵芝多糖具有免疫调节、降血糖、降血脂、抗氧化、抗衰老及抗肿瘤作用，三萜类化合物能净化血液，保护肝功能。

◇ **两参茶**

食材：丹参 10 克，苦参 20 克。

做法：一起煎水代茶饮。

功效：丹参能修复肝细胞损伤，促进肝细胞再生，有抗肝细胞纤维化作用；苦参有清热燥湿、抗病毒、利尿、抗肝炎等功效。此外，苦参与丹参合用，还有活血止痛、除烦安神的功效。本方适合于肝功能异常伴有瘀血病症及心烦失眠的患者。

◆ 青蒿茶

食材： 青蒿些许（新鲜青蒿250克左右，阴干用），夏天可以加些车前草、蒲公英等（方法同上，阴干，每味阴干后100～150克），怕苦可以加少许枸杞子。

做法： 煮20分钟，当茶饮。

功效： 对湿热型肝功能损伤有益，表现为舌苔厚腻、口干苦、大便不畅、肝功能指标异常、人体偏于肥胖者。常饮用青蒿茶能促进胆汁分泌，且有清热利湿，疏肝利胆之功；此方对部分真菌、病毒、细菌等也有一定抑制之效。青蒿茶还具有效降血压、降血脂、促进新陈代谢、排出体内垃圾等作用。

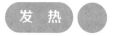

发　热

饮食原则

（1）饮食应以清爽、细软的流质或半流质饮食为主，如米汤、果汁、绿豆汤、小米粥、藕粉、烂面糊等。

（2）适当多吃新鲜蔬果及性寒、性平的食物，如冬瓜、甘蓝、茼蒿、芹菜、番茄、豆芽菜、苦瓜、西瓜、草莓、柚子、甘蔗、梨等。

（3）每餐六七分饱为宜。

（4）多饮水，每天饮水量宜达2000毫升。

饮食禁忌

（1）忌食肥甘、厚味、辛辣食物，如狗肉、鹿肉、羊肉、牛肉、鳝鱼、胡椒、辣椒、生姜、花椒等。

（2）忌食大热、大补的药物及食物，如人参、阿胶、紫河车、桂圆等。

（3）不抽烟，不喝酒，尽量避免烤、炸、煎等烹调方式。

推荐食谱

◇ 双花饮

食材：金银花、菊花各 15 克。

做法：将金银花和菊花洗净，放入养生壶中，加适量清水，煮汁代茶饮。

功效：金银花和菊花有清热解毒、疏散风热的功效，适用于胰腺癌而见发热、烦渴、咽喉肿痛、疮疖等症者。

◇ 薏米清热茶

食材：薏苡仁、赤小豆各 30 克，淡竹叶、马齿苋各 15 克。

做法：赤小豆和薏苡仁洗净后，放入锅中用清水浸泡 4 小时以上。泡好后加入淡竹叶和马齿苋一起煮，先武火煮至水烧开，然后转文火煮 30 分钟，取汁代茶饮。

功效：本方有清热解毒、凉血止血、除烦、利尿的功效。适用于胰腺癌而见发热、心烦口渴、口舌生疮、小便淋漓涩痛等症者。

◇ 竹叶芦根茶

食材：淡竹叶 3 克，芦根 6 克。

做法：将淡竹叶、芦根煎水代茶饮。

功效：本方有清热泻火、生津止渴、利水除烦的功效，适用于胰腺癌而见发热、心烦、口干口苦、小便黄等症者。

◇ 绿豆藕

食材：莲藕 100 克，绿豆 50 克。

做法：莲藕去皮，冲洗干净。绿豆用清水浸泡后取出，填入藕孔中，加清水炖至熟透，加盐调味即可食用。

功效：本方有清热解毒、消暑利水、健脾开胃的功效。适用于胰腺癌而见发热、水肿、小便不利、疮痈肿痛等症者。

◇ 凉拌马齿苋

食材：新鲜马齿苋 100 克，少许酱油和麻油。

做法：马齿苋洗净、切断，下沸水锅焯熟捞出，用少许酱油、麻油拌匀食用。

功效：此方有清热解毒、凉血止血、止痢的功效。适用于胰腺癌而见发热、热毒血痢、热毒疮疡、便血、痔血等症者。此方胃寒者慎用。

对于低热不退者，也可以以上述青蒿茶为主，加大剂量饮用。

食欲缺乏

饮食原则

（1）坚持每天有规律或定时进餐，每餐食量切勿过多，尽量细嚼慢咽，让唾液与食物充分搅拌，既有利于消化与吸收，也可减轻胃的负担，并能促使患者早日恢复健康。

（2）宜选用清淡、少油腻、少刺激性、易消化的食物。主食可选软饭、面条、发糕等；副食可选肉沫、鱼丸、蒸蛋、鸡丝、虾泥等，并可与各类新鲜蔬菜搭配食用。烹调时，建议把食材切碎，以促进消化吸收。

（3）常用各种益生菌制剂，以调节肠道菌群，增进食欲。

（4）可长期服用胰酶肠溶胶囊，并可加大剂量。每天 6～9 粒，分 3 次随餐同服。

饮食禁忌

（1）避免食用过冷或冰镇食品，如冰激凌、冰棒、酸奶等。

（2）不选膳食纤维含量高的食物，如地瓜、玉米、芹菜、荸荠等。

（3）不选油炸食品，如油条、油饼、炸鸡腿、炸薯条等。

（4）不选糯米类食品，如年糕、糯米饭团等。

（5）不饮各种酒类。

推荐食谱

◇ 山药粥

食材：鲜山药 100 克，粳米 100 克。

做法：鲜山药洗净切片，与粳米同煮粥，作早、晚餐食用。

功效：适用于胰腺癌而食欲不振、消化不良、脾虚腹泻、倦怠嗜卧等症者。

◇ 砂仁猪肚汤

食材：猪肚 1 个，砂仁 10 克，花椒 5 克，调味料适量。

做法：猪肚去掉油脂，洗净切块备用；砂仁、花椒分别洗净，放入纱布袋中。与猪肚一起放入炖盅，加适量清水及调味料，炖盅加盖，用文火隔水炖 2 小时，调味后即可食用。

功效：本药膳可补虚损、健脾胃。适用于胰腺癌而食欲不振、乏力、泄泻、小便频数等症者。

◇ **谷麦芽鸭胃汤**

食材：谷芽、麦芽各 20 克，鲜鸭胃 1 个，蜜枣 2 枚。

做法：将鲜鸭胃洗净，剖开撕下鸭内金，和谷芽、麦芽同放入锅内，加适量清水煲 1 小时，调味后食用，饮汤食鸭胃。

功效：本方可健脾开胃、助消化，适用于胰腺癌而食欲不振者。

◇ **消滞饮**

食材：鲜山楂 20 克，白萝卜 30 克，陈皮 6 克，红枣 2 颗。

做法：将山楂、白萝卜、陈皮洗净、切丝，加红枣，共放入锅中，加适量清水，用武火烧开后改用文火煨半小时，然后用干净纱布过滤，去渣取汁，每次服用 20～30 毫升，每天 3 次，连饮 3 天为 1 个疗程。

功效：此方可健脾行气、消食化积。适用于胰腺癌而食欲不振、积滞伤脾、腹部胀满、消化不良等症者。

恶心呕吐

饮食原则

（1）少量多餐，每天 6～8 餐，并放慢进食速度。可在餐前漱口，使口腔清爽，增进食欲。

（2）经常以吸管小口喝水，补充水分，防止脱水。

（3）尝试口含薄荷糖、柠檬糖等，以改善恶心感及口腔异味等。

（4）加强胰酶肠溶胶囊、益生菌及助消化药等辅助治疗。

（5）严重呕吐时，勿进食任何食物或饮水。一旦呕吐症状改善，可尝试少量流质食物，如果汁、米汤、藕粉、无油清汤等，且根据个人症状，逐渐加量。待症状缓解之后，可尝试性地吃低脂半流质食物，如各种粥类、面条，以及少量菜叶、水果、鸡蛋、豆制品等，逐渐加量，待呕吐症状消失，再逐渐改为软食或普通饮食。

饮食禁忌

（1）胰腺癌治疗易引起恶心感，避免在治疗前1～2小时内进食。

（2）避免太甜的食物，如糖果、蛋糕等，以及油腻、油炸、含浓烈辛香料或辣味等食物。

（3）避免在通风不良、较高温或有油烟味的房间进食。

（4）留意易造成患者出现恶心症状的食物，避免其出现。

推荐食谱

◇ 姜汁炒糯米

食材：糯米250克，生姜汁3匙。

做法：将糯米、生姜汁同时放入炒锅中，文火炒至糯米爆破，然后将糯米研成粉即成。每次1汤匙，每天2次，开水调服。

功效：本方有补中益气、降逆止呕的功效，适用于胰腺癌而恶心呕吐者。

◇ **鲜芦根粥**

食材：鲜芦根 100 克，竹茹 20 克，粳米 100 克，生姜 10 克。

做法：将鲜芦根洗净，切成小段，与竹茹同煎，去渣取汁，加入粳米同煮成粥，粥将熟时加入生姜，略煮即可。佐餐食用，每天 2～3 次。

功效：适用于胰腺癌见胃热恶心呕吐者。

◇ **香蔻二豆汤**

食材：白扁豆 50 克，赤小豆 100 克，鲜藿香叶 6 克，白豆蔻 3 克，食盐少许。

做法：先将白扁豆、赤小豆加水煮汤，藿香叶、白豆蔻洗净装入纱布袋中，待豆熟烂后加入药包煮 10 分钟，去药包，加食盐调味，食豆饮汤。

功效：本方有行气、化湿、止呕等功效，适用于胰腺癌见恶心呕吐等症者。

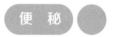

便　秘

饮食原则

（1）多吃粗粮、蔬菜、带皮水果等，以增加纤维素的摄入，帮助刺激肠道，促进肠蠕动和排便。

（2）多饮水，使肠道保持足够的水分，有利于粪便排出。

（3）多食用含 B 族维生素丰富的食物，如粗粮、酵母、豆类及其制品等，可促进消化液分泌，维持和促进肠道蠕动，有利于排便。

（4）多吃番薯、萝卜、洋葱、蒜苗等产气食物，促进肠蠕动加快，有利于排便。

（5）可增加进食果仁类食物，如花生、芝麻、核桃等，这些食物富含油脂，可润滑肠道，且它们的分解产物脂肪酸有刺激肠蠕动的作用，每天摄入量可达 20 克。也可多吃有润肠通便作用的香蕉、银耳等食物。

（6）甲状腺功能正常者，建议常吃海裙菜，有很好的通便作用。因其含碘量丰富，且含多种氨基酸及粗纤维，可加快排出体内垃圾，预防便秘。

（7）多项研究发现，便秘患者肠道菌群的结构较正常人发生了显著改变，而补充益生菌，可改变便秘患者的肠道菌群。益生菌通过代谢产生多种有机酸，使肠腔内 pH 值下降，从而有助于肠道蠕动和改善胃肠功能，促进排便。

饮食禁忌

禁食辣椒、姜、酒、糯米、山药、芡实等不利于排便的食物。

推荐食谱

石斛牛肚汤

食材：石斛、黄芪各 10 克，牛肚 500 克，红枣 5 枚，调味料适量。

做法：红枣去核，石斛、黄芪用纱布袋装好，牛肚洗净、切片。先将牛肚放入砂锅中，加水适量，煮沸，然后加入红枣及中药包，煮至牛肚熟烂，去药包，用调味料调味即可。

功效：本方适用于胰腺癌而辨证属气虚便秘者，症见虽有便意，但排便困难，需用力努挣，便后乏力，粪便不干结，体质偏虚弱，面白神疲，肢倦懒言等表现。

◇ 五仁粥

食材：芝麻、柏子仁、核桃仁、花生仁、甜杏仁各10克，大枣10颗，粳米200克。

做法：上述果仁混合碾碎，加入粳米、大枣煮成稀粥，分2顿食用。

功效：此方有润肠通便的功效，适合胰腺疾病而辨证属阴虚便秘者，症见大便秘结，伴有咽干、皮肤干燥、失眠、潮热盗汗、手足心发热等症状。

◇ 红薯陈皮粥

食材：陈皮10克，红薯、小米各50克。

做法：红薯洗净去皮，切成小块。陈皮、小米淘净，将小米、陈皮、红薯放入锅内，加清水适量，用武火烧沸后，再用文火煮至米稠。每天2次，早、晚各1次。

功效：此粥可健脾和中、理气通便。适用于胰腺疾病而辨证属气滞便秘者，症见大便干结、肛门坠胀、欲便不得出；或便而不畅、排便之后犹有便意；或有肠鸣矢气、腹中胀痛、胸胁满闷、嗳气频繁、饮食减少、情志不舒。

◇ 制首乌红枣粥

食材：制何首乌20克，大米60克，红枣10枚。

做法：先将制何首乌洗净，放入砂锅中，加适量清水，武火煮沸后，转文火煎煮1小时，去渣取汁，再加入大米、红枣共煮粥，服食。

功效：本方可补益精血、润肠通便。适用于胰腺病而辨证属血虚便秘者，症见大便秘结、面色苍白无华、头晕目眩、心悸、唇舌淡、脉细涩者。

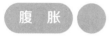

腹　胀

饮食原则

（1）饮食宜清淡。

（2）宜食具有疏肝理气作用的食物及高纤维素的蔬菜、水果等。

饮食禁忌

（1）忌暴饮暴食，忌食黏糯滋腻的食物。

（2）禁食辣椒、姜、山药、芡实、乌梅、五味子等不利于排便、排气的食物。

推荐食谱

◆ 佛手陈皮茶

食材：佛手、陈皮、绿茶各 3 克。

做法：上述食材用适量开水泡饮即可。

功效：本茶方有健脾理气、疏肝解郁的功效。适用于胰腺疾病而见脘腹胀满、胸胁胀痛、呕恶食少等症者。

◆ 莱菔子粥

食材：莱菔子 15 克，粳米 100 克。

做法：莱菔子洗净，加适量清水煎煮30分钟，去渣取汁，用药汁煮粥。

功效：此方有消食除胀、降气化痰的功效，适用于胰腺疾病而见脘腹胀满或疼痛、饮食积滞、咳喘痰多、胸闷食少等症者。

◈ 枳术莱菔粥

食材：枳实（炒）15克，麸炒白术15克，莱菔子20克，粳米100克，水适量（2000～2500毫升）。

做法：上述食材一起放入砂锅，加水熬粥。

功效：本方可健脾消食，行气化湿，适用于胰腺癌患者见胃纳不佳、不想进食、脘腹胀满者。

腹 水

饮食原则

（1）胰腺癌腹水患者应限制水和钠的摄入，采用低盐或无盐饮食。低盐饮食，是指烹调日用盐2～3克或酱油10～15毫升。对于严重腹水患者，在短期内要给以无盐膳食，即日用盐1克或酱油＜5毫升，进水限制在每天1000毫升左右。

（2）原则上给予高蛋白饮食，选用鸡蛋、奶类、鱼肉、豆类及豆制品等优质蛋白，可维持血浆蛋白正常水平，有利于腹水、水肿等症状的改善。

（3）适当控制脂肪的摄入量，每天50克左右，保证脂溶性维生素的吸收，防止便秘等。

（4）饮食宜易消化，尽量采用蒸、煮、炖、熬、烩等过水的方法来烹调。

饮食禁忌

（1）忌各种酒类及含酒精的饮料。

（2）忌腌渍食物，如榨菜、咸鱼、咸鸭蛋、火腿、腊肉、腊肠及其他高钠食物。

（3）忌胡椒、芥末、辣椒等各种辛辣食物。

（4）少食红薯、南瓜、土豆、蚕豆等易导致胀气的食物。

推荐食谱

◇ 鲤鱼赤小豆汤

食材：鲤鱼 1 条（500～700 克），赤小豆 150 克。

做法：鲤鱼加工处理干净，备用。赤小豆洗净放入锅中，加清水，武火烧沸后改用文火煮至半熟时，加鲤鱼煮至熟烂即成。不加调料，淡食。

功效：本方为利水消肿的常用方，适用于胰腺癌见腹水、胸腔积液、水肿等症者。

◇ 冬瓜茶

食材：连皮冬瓜 500 克。

做法：将冬瓜洗净、切块，煮水代茶饮。

功效：本方有利水消肿的功效。也可再加葶苈子 20 克，车前子 20 克，一起煮水，代茶饮。适用于胰腺癌见腹水、胸腔积液、水肿等症者。

◇ 芦根茶

食材：芦根、陈葫芦瓢各 30 克。

做法：煎水代茶饮。

功效：本方可利水消肿、生津止渴，适用于胰腺癌见腹水、胸腔积液、水肿等病症偏轻者。

◆ 茯苓双子茶

食材：茯苓100克，葶苈子30克，车前子30克，生姜皮12克，加水适量。

做法：四味一起煮，约30分钟，凉却后喝汁。

功效：本方有利水消肿的功效、功效稍微强于上方。适用于胰腺癌见腹水、胸腔积液、水肿等症者。

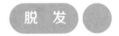

脱　发

饮食原则

（1）饮食宜选用含铁丰富的食物，如猪肝、猪肾、鸭肝、鸭血、虾米、海带、紫菜、干蘑菇、香菇、黑木耳、黑芝麻、黄豆、黑豆、豆腐干、葡萄干等。

（2）多吃富含维生素C的食物，主要为新鲜的蔬菜和水果，如豌豆苗、番茄、菜花、苦瓜、酸枣、山楂、橘子、猕猴桃等。

饮食禁忌

（1）忌烟酒、浓茶、咖啡、可可。

（2）严禁暴饮暴食，忌油腻食物。

（3）努力改善睡眠。

推荐食谱

◇ **红枣首乌煲鸡蛋**

食材：制何首乌 30 克，山茱萸肉、红枣各 15 克，鸡蛋 1 枚。

做法：先将制何首乌、山茱萸肉、红枣、带壳鸡蛋冲洗干净，放锅内加水适量煎煮。待蛋熟透后去壳，再放入药汁中煮 20 分钟即可。食蛋、红枣，饮汤，每天 1 剂。

功效：本方可补肾益精、养血生发，适合于胰腺癌伴脱发明显者。

◇ **熟地二至枣汤**

食材：熟地黄 30 克，墨旱莲、女贞子、红枣各 15 克。

做法：上药洗净，共放砂锅内，加水 3 大碗，置火上煎熬至剩 1 碗水量时，去药渣，吃大枣，喝汤。

功效：本方有补益肝肾、滋阴养血的功效，可促进毛发生长，使头发变黑，适合于胰腺癌见脱发明显者。

◇ **归芪鸽肉汤**

食材：鸽子 1 只（约 300 克），当归、淮山药、红枣各 10 克，黄芪 20 克，调味料适量。

做法：将鸽子切块，放入砂锅中，加适量清水，与以上药物共煮，至鸽肉烂熟，最后加调味料，吃肉饮汤。

本方可益气养血生发，适合于胰腺癌伴体虚而脱发明显者。

饮食原则

（1）饮食宜清淡、细软、易吸收。

（2）多吃具有补气养血功效的食物，如鸡肉、莲子、山药、猴头菇、大枣、花生、黄豆、乳鸽、黄鳝等。

（3）可适当辨证加入补益虚损的中药，以增强膳食的补益功能。常用的有太子参、党参、黄芪、刺五加、红景天等。

饮食禁忌

忌吃破气耗气、生冷寒凉的食物，以及油腻厚味、辛辣刺激之品，如大蒜、萝卜缨、香菜、大头菜、胡椒、紫苏叶、薄荷、荷叶等。

推荐食谱

◇ 党参大枣茶

食材：党参 20 克，红茶 3 克，大枣 10 枚。

做法：将党参、大枣加水煎煮 30 分钟，冲泡红茶饮用。

功效：本方可补中益气、养血安神，适合于胰腺癌伴体虚明显者，症见倦怠乏力、头晕心悸、虚劳烦闷不得眠等。

◇ 红景天芪枣炖瘦肉

食材：红景天 9 克，黄芪 15 克，莲子 10 克，大枣 5 枚，瘦猪肉 300 克。

做法：瘦猪肉洗净、切块，与洗净的红景天、黄芪、莲子、大枣一同放入砂锅，加适量清水，武火煮沸后改文火熬煮1小时，调味后吃肉喝汤。

功效：本方可健脾补肾、益气养血。适合于胰腺癌见脾肾虚衰、倦怠乏力等症。

八宝粥

食材：山药、红枣、芡实、薏苡仁、白扁豆、莲肉、百合各 20 克，桂圆肉 10 克，大米 150 克。

做法：上药加水适量，煎煮 40 分钟，再加淘净的大米，继续煮烂成粥，分次食用。

功效：本方可健脾益气、滋阴养血，适合于胰腺癌见体虚乏力者。

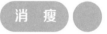

消　瘦

饮食原则

（1）保证充足的食物摄入，提高膳食质量；增加营养丰富、容易消化吸收的食物；选择食物时，更应注意保证奶类、瘦肉、禽类、鱼虾和大豆制品等的摄入；按照饮食习惯，烹制合乎口味的膳食，以保证能量和优质蛋白质的摄入，使体重维持在正常范围。

（2）适当增加进餐次数。胰腺癌消瘦者多胃肠道功能减退，一次进食较多，食物不易消化吸收，可少量多餐，这样既可以保证摄入充足的能量和营养素，又可以使食物得到充分吸收利用。对于已经出现营养不良或低体重的患者，更应注意逐步增加食量，使消化系统有适应的过程。

饮食禁忌

（1）切勿暴饮暴食，忌过量进食滋腻的补品。

（2）避免食用生冷食品，如冰激凌、酸奶、冰镇水果等。

（3）忌食辛辣、粗糙坚硬的食物。

（4）少吃或不吃油炸食品，如油条、油饼、炸鸡腿、炸薯条等。

（5）少吃糯米类食品，如年糕、八宝饭等。

（6）少吃或不吃过于甜腻的食物，如蛋糕、曲奇饼干、糕点等。

（7）不饮各种酒类。

推荐食谱

◇ 莲淮内金炖双肾

食材：莲子、淮山药各 20 克，鸡内金 10 克，鸭肾、鸡肾、猪瘦肉各 50 克，调味料适量。

做法：将上述原料洗净，鸭肾、鸡肾和猪瘦肉切片，一并放入炖盅，加沸水 1 碗半，炖盅加盖隔水炖。用武火将水烧开，改用文火炖 2 小时。取出炖盅，拣去鸡内金，加入适量调味料即可，分 2 次食完。

功效：本药膳具有健脾益胃、补肾固精、消食化积之功效，适合于胰腺癌见消瘦者。

◇ 制首乌炖乌鸡

食材：制何首乌 20 克，乌鸡 1 只，适量的姜片、葱段和盐。

做法：制何首乌洗净，去杂质；乌鸡宰杀洗净，去内脏。将制首乌、乌鸡、姜片、葱段和料酒同放炖锅内，加适量水，用武火烧开，再改用文火炖 2 小时，至鸡肉熟烂，加入精盐调味即成。每天 1 次，吃肉喝汤。

功效：本方有补益肝肾、益气养血的功效，适合于胰腺癌见消瘦体弱者。

◆ 黄芪大枣粥

食材：炙黄芪 30 克，大枣 5 枚，粳米 100 克。

做法：先将炙黄芪、大枣洗净，放入砂锅内，加适量清水，煎煮 45 分钟，去渣取汁，将粳米放入药汁中，武火煮沸后，转文火煮至粥稠即可。

功效：本方有健脾益气、养血安神的功效，适宜于胰腺癌见消瘦体弱、动则汗出、食少便溏、心悸、失眠等症者。

抑郁、焦虑

饮食原则

（1）保证充足热量的同时，适度增加蛋白质的摄入，尤其是优质蛋白，如鸡蛋、豆制品、瘦肉及鱼肉等。

（2）多吃蔬菜和水果，以保证各种维生素及矿物质的摄入。

（3）适当多吃富含硒、镁等矿物质的食物，如芝麻、花生、小米等，此类食物作用与抗抑郁药类似，可改善抑郁情绪。

（4）多吃坚果类食物，如开心果、核桃、花生等。

（5）经常饮用花茶，或茶中放些茉莉花、玫瑰花瓣等。

（6）常常吃点黑巧克力。

饮食禁忌

（1）少食过度加工的食品，如油炸、腌制食品等。

（2）忌胡椒、芥末、辣椒等各种辛辣食物。

推荐食谱

◇ **养心安神粥**

食材：莲子、龙眼肉、百合各 10 克，大米 100 克。

做法：上述食材洗净后同煮成粥。

功效：此方有养心安神之效，适用于胰腺癌而有抑郁、焦虑、失眠等症者。

◇ **甘麦饮**

食材：小麦 30 克，红枣 10 枚，炙甘草 10 克。

做法：水煎服，每天早晚各服 1 次。

功效：本方有养心安神、和中缓急的功效。适用于胰腺癌兼见烦躁心悸、忧郁易怒、潮热出汗、失眠等症者。

◇ **三花茶**

食材：茉莉花、玫瑰花各 3 克，菊花 5 克。

做法：开水冲泡后饮用。

功效：此方有疏肝解郁的功效，适用于胰腺癌见情绪低落、烦躁易怒、眩晕头痛、胸胁胀痛、脘腹痞满、嗳气纳呆等症者。

◇ **橄榄**

橄榄营养丰富，含蛋白质、碳水化合物、脂肪、维生素 C 以及钙、磷、铁等矿物质，含钙量也很高，且易被人体吸收，尤适于女性食用。民间有"冬春橄榄赛人参"之誉。研究资料表明，橄榄果实中还含有滨蒿内酯、东莨菪内酯、金丝桃苷、三萜类化合物以及挥发油、黄酮类化合物等。中医学认为，橄榄味甘酸，性平，有利咽化痰、生津止渴、除烦解郁之功，胰腺癌兼见烦躁心悸、忧郁易怒、情绪不稳定者，可常用。

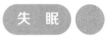

失　眠

饮食原则

（1）饮食应清淡、易消化。

（2）晚餐宜食用有安神助眠功效的食物，如小米、莲子、龙眼肉、红枣、百合、牛奶等。

（3）可适当加用有安神功效的药食两用之物，以增强药膳的助眠功效，常用的安神中药有：酸枣仁、灵芝、远志、茯苓、秫米等。

饮食禁忌

（1）忌饱食，尤其晚餐忌饱食厚味，而应该吃清淡、易消化的食物，晚餐六七成饱即可；睡前 3 小时内不要吃东西，睡前 1 小时内不要大量喝水。

（2）下午开始避免饮用咖啡、巧克力、可乐、茶和酒等。

推荐食谱

◇ 远志枣仁粥

食材：远志、炒酸枣仁、枸杞子各 15 克，粳米 100 克。

做法：将远志、炒酸枣仁、枸杞子洗净，放入砂锅，加适量清水，煎煮 45 分钟，去渣取汁；粳米洗净，放入药汁中，武火煮沸后，转文火煎煮，至粥稠即可，晚餐服用。

功效：此粥有养心安神的功效，适合于胰腺癌见情绪不稳定而常常失眠者。

◆ **百合红枣粥**

食材：干百合 20 克（若是新鲜百合，用 50 克），红枣 5 枚，粳米 100 克。

做法：百合洗净，先用水浸泡，取出入锅，加入红枣、粳米和水，文火煮粥。

功效：本方有滋阴养血、清心安神的功效，适用于心烦失眠、低热者，常食有缓解失眠的作用，适合于胰腺癌见心神不宁而常常失眠者。

◆ **灵芝茶**

食材：灵芝 12 克。

做法：灵芝洗净，放入砂锅或养生壶内，加适量清水，煎煮 45 分钟。临睡前 1.5 小时温服。

功效：本方有补气安神的功效。适用于胰腺癌兼见心神不宁、失眠、惊悸、多梦、健忘、体倦神疲等症者。

◆ **秫米粥**

食材：秫米 30 克，制半夏 10 克，百合 50 克。

做法：先煎半夏去渣，入米加百合，共煮作粥。

功效：此乃中医药古方，可和胃安眠，适用于胰腺癌见食滞不化、胃中不适而引起失眠者。

八
胰腺癌不同阶段的精准营养疗法

临床上，胰腺癌患者确诊时，有些已出现癌转移，如肺转移、肝转移和骨转移等，癌转移不仅对相应脏器造成了影响，也严重影响了患者的生活。

因此，针对患者的不同阶段，我们给患者提出了针对性的营养治疗建议，并列出了主副食推荐，以期能更好地帮助患者。

早期肿瘤未转移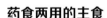

药食两用的主食

中国人的主食喜食大米饭、面条、馒头等细粮。患者不妨尽量选择富含膳食纤维的食物作为主食，如薏苡仁、玉米、藜麦、糙米等。因为膳食纤维具有一定的降血糖、降血脂、控制肥胖、减轻体重、保持大便通畅等功效，并可增加饱腹感。同时，这些食物还是抗癌佳品。

· 薏苡仁饭

食材：炒薏苡仁、山药、莲子、白扁豆各 20 克，粳米

100 克。

做法：炒薏苡仁、莲子、白扁豆洗净，先用热水浸泡一晚，煮烂后，再与粳米、山药一起煮饭。

功效：薏苡仁、山药、莲子、白扁豆有补脾止泻、益肾固精的功效，尤适用于胰腺癌患者兼见脾虚泄泻、食欲不振者。现代药理研究发现，薏苡仁有抗肿瘤、调节免疫、降血糖的作用。

◇ 玉米饭

食材：新鲜玉米粒或玉米渣 25 克，粳米 100 克。

做法：食材洗净，倒入电饭锅内，加适量水，共煮。

功效：玉米，性平味甘，《本草纲目》称其可"调中开胃"，《本草推陈》则直接称玉米为"健胃剂"。药理研究发现，玉米具有许多生物活性，如抗氧化、抗肿瘤、降血糖、提高免疫力和抑菌杀菌等功效，十分适合胰腺癌患者日常食用。

◇ 藜麦饭

食材：藜麦 25 克，粳米 100 克。

做法：藜麦提前浸泡 1 小时，倒入电饭锅内，加适量水与粳米共煮。

功效：藜麦具有较高营养价值，被联合国粮农组织（FAO）认为是唯一一种可以满足人类基本营养需求的食物。藜麦含有多种活性成分和丰富的营养物质，具有均衡补充营养、增强机体免疫功能、降血糖、降血脂、抗氧化、抗菌、抗炎、抗溃疡等多种生理活性，尤其适于胰腺癌兼见高血糖、高血压、高血脂、心脏病、肿瘤等慢性病人群食用。

副食推荐方

◇ 猪胰汤

食材：猪胰1条，薏苡仁30克，黄芪20克，淮山药50克，调味料适量。

做法：猪胰洗净，去脂膜，切片；山药洗净，浸泡20分钟后切块。把以上全部材料放入煲内，加清水适量，武火煮沸后，文火煲2小时，加调味料即可食用。

功效：益气健脾，适宜于脾气虚的胰腺癌患者食用。

◇ 柠檬绿茶

食材：绿茶10克，柠檬1个。

做法：柠檬洗净，去皮，去籽，切薄片。取3～5片柠檬及绿茶放入茶壶，往茶壶中注入85℃左右的开水，闷泡10分钟即可。

功效：此茶饮具有防癌抗癌、滋阴润燥、开胃润肺、提高机体免疫力等作用，适宜于胰腺癌患者饮用。

◇ 二米南瓜羹

食材：薏苡仁、玉米各20克，南瓜30克。

做法：薏苡仁洗净，新鲜玉米剥粒，南瓜洗净、切块。将所有原料放入豆浆机中，加适量水，按下"米糊"启动键，30分钟左右即可。

功效：健脾止泻、利水渗湿，适宜于胰腺癌患者作为补充饮食。

◇ 蒜泥绿菜花

食材：绿菜花150克，蒜泥30克，调味料各适量。

做法：绿菜花洗净，用盐水泡 10 分钟，再冲洗干净。锅中加水烧沸，放入绿菜花氽汤至断生，捞出。菜花码盘，将蒜泥兑入酱油、醋、盐调成的味汁，淋在菜花上即可食用。

功效：此品具有防癌杀毒、抗炎杀菌、健脾开胃、增强免疫力等作用，适宜于胰腺癌患者食用。

◇ 果蔬方

食材：猕猴桃、梨、葡萄、橙子、苹果等，绿叶蔬菜、芹菜适量。

做法：以上水果任选 3 种，加入适量的绿叶蔬菜，另加 1 根芹菜，绞汁后加热至温热饮用。

功效：此果蔬汤营养丰富，具有抗菌、抗氧化、抗肿瘤、抗高血压、降血脂、保持大便通畅等功效。因蔬果大多偏寒凉，故建议温热饮用。

众所周知，水果是抗癌之宝。研究表明，有十几种水果可以起到有效地降低癌症发病率的作用，这些水果包括草莓、橙子、橘子、苹果、猕猴桃、葡萄、哈密瓜、西瓜、柠檬、葡萄柚和菠萝等。蔬菜按其品种可分为叶菜类、根茎类、瓜茄类和鲜豆类等。其中，绿叶菜类营养价值丰富，是胡萝卜素、维生素 C、维生素 B_2、叶酸、矿物质和膳食纤维的良好来源，脂肪含量较低。

胰腺癌肝转移导致的黄疸

胆道系统是排泄胆汁的管道，正常情况之下，肝内合成分泌的胆汁经由胆道进入到十二指肠。位于胰头部位的肿瘤往往由于直接侵犯或压迫胆总管，引起胆汁排泄不畅，胆汁反流进入血液就会出现黄疸的表现。患者可以出现进行性加重的皮肤、巩膜黄染，小便颜色加深，大便颜色变浅，皮肤瘙痒等表现。

而位于胰体部的恶性肿瘤，由于不会压迫胆管，往往早期不会出现黄疸症状，但是部分患者会伴随着淋巴结的转移或者是肝转移，同样也可能会压迫胆管，甚至是引起严重的肝衰竭。这种情况下，一方面胆汁排出不畅，引起黄疸；另一方面肝肾衰竭引起胆汁代谢异常，同样也可以引起黄疸。

药食两用的主食

芦笋玉米须粥

食材：芦笋、薏苡仁各 50 克，玉米须 100 克，粳米 50 克。

做法：薏苡仁洗净，提前浸泡备用。玉米须洗净，放入砂锅内，加适量清水，武火煮沸后，改文火煎 45 分钟，去渣取汁，再加入薏苡仁、粳米一起煮，武火煮沸后，改用文火煨，米将熟前，加入芦笋，共煮至粥黏稠即可。

功效：本方芦笋、玉米须、薏苡仁有清热利湿、健脾退黄的功效，适宜于胰腺癌见黄疸者。

蒲公英粳米汤

食材：蒲公英 15 克，粳米 50 克。

做法：蒲公英洗净，装入纱布袋中，放入砂锅内，加适量清水，武火煮沸后，改文火煎 45 分钟，去药袋，取汁，加入粳米，武火煮沸后，改文火煨至粥黏稠，即可食用。

功效：蒲公英味苦、甘，性寒，能清利湿热、利尿通淋，对湿热型的黄疸疗效较好。药理研究表明，蒲公英有利胆、保肝、抗体内毒素、抗肿瘤、激发机体免疫功能以及利尿的作用，适宜于胰腺癌见黄疸之轻症者。

◆ **糙米饭**

食材：发芽糙米、粳米（根据个人口味不同，搭配一定比例）。

做法：食材洗净，加适量水，倒入电饭锅共煮。

功效：糙米是稻谷经垄谷脱去谷壳后仍保留外层组织的全谷物米粒，由糠层、胚乳和胚组成。糙米含有丰富的营养成分和活性物质。发芽处理是改善糙米食用品质，进一步提高其营养价值最有效、最经济的方法。大量研究表明，发芽糙米不仅主要功能性营养组分的含量明显高于糙米，在降血脂、降血压、抗癌、预防及辅助治疗糖尿病及其并发症、降低心血管疾病的发生率、改善记忆及预防老年期痴呆等多种药理疗效上也普遍好于糙米，而且其蒸煮性、口感和风味等食用品质也明显优于糙米，尤其适合于胰腺癌患者。

副食推荐方

◆ **田基黄煮蛋**

食材：鲜田基黄 60 克（或干品 30 克），鸡蛋 1 个。

做法：田基黄洗净放入砂锅内，加适量清水，煎煮 45 分钟；鸡蛋煮熟后去壳，再放入药液中煎煮 15 分钟，饮汤食鸡蛋。

功效：田基黄味甘、苦，性凉，归肺、肝、胃经，有清热利湿、解毒、散瘀消肿的功效。主治湿热黄疸，适宜于胰腺癌见黄疸之轻症者。

◆ **泥鳅炖豆腐**

食材：泥鳅（去内脏）、豆腐各100克。

做法：泥鳅去内脏洗净，加调味料提前腌制1小时；豆腐切块备用。将腌好的泥鳅放入砂锅中，加清水适量，武火烧开后转文火，炖至五成熟时，加入豆腐，再炖至泥鳅熟烂，加适量调味料、葱花，即可食用。

功效：豆腐味甘、性凉，有益气和中、生津润燥、清热解毒的功效。泥鳅味甘，性平，有补中气、祛湿邪的功效。研究表明，泥鳅粉对促进黄疸消退及转氨酶下降，效果比较明显；对肝功能其他项目的恢复，也较一般保肝药物治疗更快。此药膳有助于黄疸的消退和肝功能的恢复，适宜于胰腺癌见黄疸之轻症者。

◆ **玉米须赤小豆羹**

食材：玉米须50克，赤小豆100克。

做法：食材洗净，玉米须煎水去渣，放入赤小豆，用武火煮沸，改用文火煮至赤小豆熟烂，即成。

功效：玉米须味甘，性平，归膀胱、肝、胆经，有利水消肿、利湿退黄等功效；赤小豆味甘、酸，性平，归心、小肠经，有利水消肿、解毒排脓等功效。此羹可用于治疗黄疸尿赤、水肿胀满等症，适宜于胰腺癌见黄疸兼见水肿者。

◆ **茵陈茶**

食材：茵陈、车前子各15克。

做法：以上两味放入养生壶内，煎水代茶饮。

功效：茵陈味苦、辛，性微寒，有清利湿热、利胆退黄的功效，为治疗黄疸的要药；车前子有利尿通淋、渗湿止泻、明目、祛痰的功效。此药茶适用于胰腺癌见黄疸者，症见发热烦渴、一身面目黄色鲜明如橘子色、小便色深如浓茶等。

北虫草豆腐汤

食材：豆腐约 300 克，北虫草 30 克（温水浸泡约半小时），葱、姜、大蒜、盐各适量。

做法：豆腐切条，葱姜切丝，大蒜切片，将豆腐及泡好的北虫草倒入温水中，文火煮约 20 分钟，加入盐调味，放点葱、蒜，即可。

功效：北虫草有保肝抗肿瘤之功，豆腐有清热解毒之功效，为高蛋白、低脂肪的营养佳品。此汤不仅味美，营养价值高，而且可辅助抑瘤保肝，故适合于胰腺癌肝转移而黄疸不明显者。

金线莲青蒿汤

食材：金线莲 6 克，青蒿 30 克，小鸽子 1 只。

做法：所有食材洗净，鸽子与金线莲先加水 1500 毫升，文火炖煮，约 1 小时后，加入洗净青蒿，熄火，闷 10 分钟，调味后即可食用。

功效：此方有利胆退黄、保肝抗肿瘤之功效，适宜于胰腺癌见黄疸之轻症者。金线莲，又叫金线兰，全草入药，性平，味甘，有清热凉血、祛风利湿功效，主治肾炎、肝炎、支气管炎等病症，对糖尿病、吐血、血尿等都有一定效果。福建民间认为，金线兰对现代"三高"（即高血脂、高血压、高血糖）有防治的功能。金线兰带有淡淡的清香和草药别具一格的特殊风味，具有较强的适口性，常将其用作调理之药膳。

胰腺癌导致肺转移

药食两用的主食

◆ 绿合玉花粥

食材：绿豆 30 克，百合 15 克，玉竹 12 克，款冬花 10 克，大米 100 克。

做法：上述食材分别洗净，绿豆提前浸泡半天。先将玉竹、款冬花放入砂锅，加水煎煮 45 分钟，去渣取汁。再将绿豆、大米、百合放入砂锅内，加适量清水煮粥，最后加入药汁，续煮片刻即可。

功效：此粥具有防癌治癌、清肺化痰、镇咳下气、清热去火等作用，适合于胰腺癌肺转移而见咳嗽者。

◆ 墨旱莲粳米粥

食材：墨旱莲草 10 克，白茅根 15 克，粳米 60 克。

做法：将墨旱莲、白茅根加水适量，煎取药汁约 400 毫升，放入碗中沉淀，备用。再将粳米淘洗干净，放入锅中，倒入药汁中的上清液和适量清水，置武火上煮沸，改用文火煮至米烂粥成即可。

功效：本方有凉血止血、滋阴益肾的功效，适用于胰腺癌肺转移而临床见反复咯血，血色鲜红、口干咽燥、颧红、潮热盗汗、舌红、脉细数等症者。

◇ 玉米糁大米粥

食材：玉米糁和大米各适量（100～200克）。

做法：将上述食材淘洗干净后，按照1：5或1：6的比例加水，凉水下锅直接煮，中间多搅拌几下。锅开后文火煮15分钟，即可关火，盖上盖子闷几分钟（粥煮好后，盖上盖，再焖几分钟会更好吃）。玉米糁要选择碎碎的，不要大颗粒的，不然不容易煮熟。

功效：研究发现，玉米糁中含有大量的卵磷脂、亚油酸、谷物醇、维生素E、纤维素等，具有降血压、降血脂、抗动脉硬化、预防肠癌和胰腺癌、延缓衰老等多种功效，尤其适合糖尿患者食用，而胰腺癌患者大都有糖尿病基础状态，故适合以此方为基础饮食之一。

副食推荐方

◇ 川贝杏仁汁

食材：川贝母、杏仁各10克。

做法：将川贝母、杏仁（去皮）洗净，放入砂锅中，加适量清水，武火煮沸后，改用文火熬煮60分钟即可。

功效：本方有润肺止咳、清热化痰、润肠通便等作用，适用于胰腺癌患者肺转移伴见咳嗽、咳痰黄稠、胸闷、便秘等症。

◇ 雪羹汤

食材：海蜇50克，荸荠4枚，调味料适量。

做法：海蜇温水泡发、洗净、切碎，鲜荸荠去皮，共放入砂锅内，加水适量，以文火烹煮1小时，调味服食。

功效：本方可清热化痰、润肠通便，适用于胰腺癌肺转移而见痰热咳嗽、大便燥结等症者。

◇ **百合三七炖白鸭**

食材：百合 30 克，三七 15 克，白鸭 1 只，葱花、姜片、精盐各适量。

做法：将百合、三七洗净备用。白鸭宰杀后，去毛及内脏，洗净，入沸水锅中焯透，捞出，用冷水过凉，切成白鸭块，放入砂锅中，加水适量，置火上用武火煮沸，烹入料酒，改用文火煨炖 1 小时，加入百合、三七，继续用文火煨炖 45 分钟，加入葱花、姜片、精盐等调味即成。佐餐当菜，吃鸭肉，饮汤汁。

功效：此药膳方有抗癌止血、养阴润肺、止咳祛痰的功效。适用于胰腺癌肺转移而见咯血，或痰中带血丝者。

◇ **萝卜藕汁**

食材：白萝卜、鲜藕各 500 克。

做法：白萝卜、鲜藕洗净，用榨汁机取汁，代茶饮，如觉得太浓可加点温白开水稀释饮用。

功效：此方可凉血止血、清热化痰，适用于胰腺癌肺转移而见咯血伴发热、心烦不安、咽干口渴等症者。

◇ **元胡三七糊**

食材：三七、延胡索各 3 克，紫皮大蒜 15 克。

做法：将三七和延胡索一起洗净，晒干，研成细末备用。将紫皮大蒜洗净，切碎，剁成大蒜糊，调入三七末、延胡索末和适量的温开水，搅拌成糊状即成，可每天服 1 剂。

功效：此方具有活血行气、抗癌止痛的功效，适合胰腺癌肺转移而见胸胁刺痛、腹胀、舌质紫暗或有瘀斑、脉涩等气滞血瘀等症状的患者食用。

◇ 蒲黄灵脂鸡

食材：蒲黄、五灵脂各 10 克，乌骨鸡 1 只，料酒和调味料适量。

做法：将蒲黄、五灵脂放入纱布袋中，备用。将乌骨鸡洗净，放入沸水锅中焯一下，捞出，将药袋塞入鸡腹中。再将鸡放入砂锅中，加适量的清水，用武火煮沸，调入料酒，再用文火煨煮至乌骨鸡烂熟如酥，取出药袋，加入调味料，即可食用。

功效：此方具有活血止痛的功效，适合胰腺癌肺转移伴有胸部刺痛或咯血者食用。

胰腺癌骨转移

药食两用的主食

◇ 骨碎补饭

食材：骨碎补 15 克，粳米 100 克。

做法：骨碎补煎汤代水煮饭食用。

功效：此方有补肾强骨、活血续伤的功效，适合胰腺癌见骨转移并伴有骨质破坏者食用。

◇ 甘蓝荞面条

食材：甘蓝 100 克，荞麦粉 100 克，肉汤、盐、味精等适量。

做法：甘蓝切细丝，炒熟后加肉汤、盐、味精再煮沸，置碗中。以荞麦粉用开水烫和成面团，用刀削成薄条入沸水锅，熟后捞起置入碗中即成。

功效：甘蓝有显著的抗癌作用，荞麦粉含丰富的膳食纤维。本款膳食适合于胰腺癌患者。

◇ 山药薏仁饭

食材：山药、薏苡仁各 100 克，鸡内金 10 克，粳米 500 克。

做法：山药洗净切片，薏苡仁洗净后在水中先浸泡，鸡内金烘干磨成粉。粳米洗净后放入锅内，加入山药片、薏苡仁和鸡内金粉，再加入适量水，煮熟即可。

功效：山药可健脾益气和胃；薏苡仁健脾祛湿；鸡内金可用于食积停滞、腹部胀满等症。合而用之，本方具有健脾和胃消食的作用，可用于胰腺癌及其他消化道癌肿见脾胃虚弱、食后腹胀等症者。

副食推荐方

◇ 板栗玉米炖排骨

食材：猪排骨 500 克，玉米棒 250 克，板栗 100 克，葱花、姜片、盐各适量。

做法：猪排骨洗净，氽去血水，切段。玉米棒洗净，切断。板栗去皮，洗净。油锅烧热，将葱花、姜片爆香，下入猪排骨、玉米棒、板栗及适量清水，调入盐，炖至熟烂即可。

功效：此方具有强筋壮骨、滋阴壮阳、健脾和胃、清热利尿等功效，适用于胰腺癌见骨转移者。

◈ 杜仲巴戟猪腰汤

食材：猪腰 2 只，炒杜仲、巴戟天各 15 克，红花生 25 克，核桃仁 30 克，生姜、料酒、盐和调味料适量。

做法：猪腰洗净，去除红色筋后切花，切完放入沸水中加生姜、料酒、盐汆一下，去除腥味。将炒杜仲、巴戟天装入纱布袋中，和红花生、核桃仁一起放入砂锅中，煎煮 45 分钟，拿掉纱布袋，加入猪腰花和适量调味料，待腰花煮熟即可食用。

功效：此药膳有补肝肾、强筋骨的功效，适宜胰腺癌见骨转移后骨质有破坏者食用。

◈ 壮骨核桃肉

食材：威灵仙 10 克，核桃肉 20 克，白糖少许。

做法：将威灵仙煎汤，以此汤煮核桃肉，加入少许白糖，熬至水干，食核桃肉。

功效：此药膳有补肾强筋骨、消除疼痛的功效，适宜于胰腺癌伴骨转移见骨痛患者。

◈ 三七鸡骨汤

食材：鸡腿骨 250 克，三七 10 克。

做法：鸡腿骨、三七洗净，鸡腿骨砸断，一并放入砂锅中，加适量清水，武火煮开，转文火炖煮 2 小时，调味后即可食用。

功效：此药膳有化瘀止血、活血定痛的功效，适宜于胰腺癌见骨转移后骨质有破坏、局部疼痛、有瘀血征象者。

◈ 骨高汤

食材：牛骨 1000～1500 克，料酒及调料适量。

做法：牛骨敲碎、洗净，加入适量水（放入 2/3 锅的水），中火煮沸，撇去血沫子，转文火炖 2～3 小时，撇去上方的油沫，加入料酒及调料等。也可以用猪大骨替代，同样方法熬炖即可。

功效：适宜于胰腺癌见骨转移后骨质有破坏者。

牛骨含多量的脊髓组织及无机化合物等营养成分，熬制后食用，可吸收骨头里的胶原蛋白，有助于钙的吸收，强壮骨密度，改善因骨转移伴有的骨质疏松等症状。

图书在版编目（CIP）数据

何裕民精准饮食抗癌智慧. 生了胰腺癌，怎么吃 / 孙丽红
主编. — 长沙 ： 湖南科学技术出版社，2021.10
 ISBN 978-7-5710-1258-8

 Ⅰ. ①何⋯ Ⅱ. ①孙⋯ Ⅲ. ①胰腺癌－食物疗法Ⅳ.
①R273.059

中国版本图书馆 CIP 数据核字 (2021) 第 205049 号

何裕民精准饮食抗癌智慧
SHENGLE YIXIANAI, ZENMECHI

生了胰腺癌，怎么吃

主　　审：何裕民
主　　编：孙丽红
出 版 人：潘晓山
策划编辑：梅志洁
责任编辑：唐艳辉
出版发行：湖南科学技术出版社
社　　址：长沙市芙蓉中路一段 416 号泊富国际金融中心
网　　址：http://www.hnstp.com
邮购联系：0731-84375808
印　　刷：湖南省众鑫印务有限公司
　　　　　（印装质量问题请直接与本厂联系）
厂　　址：长沙县榔梨镇保家工业园
邮　　编：410000
版　　次：2021 年 10 月第 1 版
印　　次：2021 年 10 月第 1 次印刷
开　　本：880mm×1230mm　1/32
印　　张：6
字　　数：131 千字
书　　号：ISBN 978-7-5710-1258-8
定　　价：38.00 元

（版权所有·翻印必究）

饮食防癌抗癌宜忌速查表

▲ 可能有防治作用　★ 已明确有防治作用　● 明确增加风险　■ 可能增加风险

类　别	口腔癌	鼻咽癌	食管癌	肺癌(吸烟者)	肺癌(非吸烟者)	胃癌	胰腺癌	胆囊癌	肝癌	肠癌	乳腺癌(绝经前)	乳腺癌(绝经后)	卵巢癌	子宫内膜癌	宫颈癌	前列腺癌	肾癌	膀胱癌	皮肤癌
薯类										▲	▲								▲
含膳食纤维食物			▲	▲	▲	▲				★	▲	▲	▲						
全谷物食物										★									
绿色蔬菜	▲		▲	▲	▲	▲			▲	▲	▲	▲				▲	▲	▲	
十字花科蔬菜									▲	▲									
非淀粉类蔬菜	▲									▲									▲
大蒜			▲	▲	▲	★				★									
水果	▲	▲	▲	▲	▲	▲			▲	▲		▲				▲	▲	▲	
柑橘类水果					▲														
豆类				▲		▲										▲			
坚果				▲															
菌菇类			▲	▲	▲	▲			▲	▲		▲	▲	▲					
β-胡萝卜素				●															
胡萝卜素/类胡萝卜素食物					▲						▲								
含番茄红素食物									▲							★	▲		
含维生素C食物		▲	★	▲		▲				▲					▲				
含硒食物				▲		▲				▲						▲			
黄曲霉毒素									■										
辣椒		■	●				■	■								■		■	
红肉	■	■	■	■	■	■	■		■	●	■	■				■			
加工肉制品	■	■	■	■	■	■	■		■	●	■	■				■			
鱼				▲	▲				▲	▲				▲		■			
广式腌鱼		●						■										■	■
熏制食物	■	■	■	■	■	■	■		■	■		■							
烧烤食物						■													
牛奶										▲	▲								▲
乳制品						■				★	▲	■	■	■		■		■	
盐和腌制品		■	●						●									■	
甜食						■								■					
快餐	■													■					
含砷饮用水				●	●													■	●
绿茶	▲		▲	▲	▲					▲					▲			▲	
高温饮料	●					■													
含糖饮料						■													
维生素E												■				▲			
体育锻炼			▲	▲	▲	▲			▲	★	★	★	▲	★					
吸烟	●	●	●	●	●	●				■		■				■	■	■	■
酒类	●		●			●			●	●	●	●							▲
久坐																			
肥胖	●		●			●	●	●				●	●	●		●	●		
腹部肥胖							■			●				■					
哺乳											★	★	▲						
咖啡	▲								★					★					▲
含钙食物										★	▲							■	

注：该表由何裕民教授领衔的中医学和合学派专家团队，在 40 多年饮食抗癌研究的基础上，结合新版《饮食、营养、体育活动和癌症：全球视角》指南研制而成。